赤ちゃんのために知っておきたいこと
ペリネイタルビジット

小児科・新生児内科医
高見 剛
Takami Takeshi

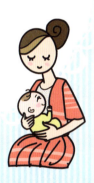

発刊によせて

　少子高齢化の中、グローバル化とともに子どもをめぐる環境は大きく変化しています。それとともに小児医療は目覚ましい進歩と多様な広がりをみせ、自分の専門の分野でさえ日進月歩の最先端の知識を吸収するのに手一杯となることが多い有り様です。こうした中、インターネット上には子どもの病気や保育に関する情報があふれています。

　本書は、小児の保育における素朴な疑問に答えることを趣旨として、とてもわかりやすく、かつ最新の知見を含めて理解できるよう書かれており、医師にとっても大変参考になる内容が盛り込まれています。また、本書では、一貫してEBM（実証的医学）を意識した記述がなされているのも特徴です。現代社会では、予防接種反対論や医療不信を訴えるマスメディアの情報など、偽りの情報も巷にあふれています。初めての子育ては疑問の連続で、その不安感からインターネットを通じてさまざまな情報を得ることが増えていますが、玉石混淆（ぎょくせきこんこう）の情報にかえって混乱し、不必要な悩みを抱えるお母さま方も少なくありません。この本は、そんな情報に振り回されがちなお母さんやお父さんに対して、特に配慮した内容になっています。

　例えば、保育で最初に疑問を感じる母乳などの栄養に関して、本書では最初に重点的に述べられています。栄養に関しては、まだ解決し得ていない多くのことがありますが、本書では近年問題となっているビタミンD不足に関して、多くのページを割き（さ）、EBMに基づいて明瞭明確に説明しています。低出生体重児（ていしゅっせいたいじゅうじ）の増加や養育環境の変化、外で遊ぶ時間が減少していること、母乳中のビタミン低下など、原因の追究からビタミンDの補充方法に至るまで、詳しく記されています。ビタミンD不足は中耳炎罹患（ちゅうじえんりかん）やRSウイルス感染の増加を起こすことが知られてきており、ぜひ一読してほしいと感じる部分です。

　一方、集団生活も多くなり、子どもたちが感染症にかかるリスクが高ま

っています。厚生労働省は、①脳を守るための研究、②遺伝子治療に着目した治療研究、③感染症の脅威に備えるための研究、④国際的な連携などによるエイズ研究、⑤先端技術を治療に生かす高度先端医療研究、を重点目標に掲げています。しかし、実際にがん患者の死亡率は減少していませんし、麻しんも風しんも再興してきており、新興再興感染症が国民の安全を新たに揺り動かしています。感染症との闘いは乳幼児の保育のうえで、最も大事なことの一つです。5歳以下の小児でのインフルエンザの重症化は特筆すべき課題です。脳症、心筋炎、肺炎などがおもな病気であり、これに対しワクチン、迅速診断、抗ウイルス薬が最も重要な武器となっています。

　本書では、ワクチンに関して理解しやすく説明されています。これは、ウイルス研究でトップ施設の一つである北里研究所で感染症の仕事をしていた高見医師の経験に基づくものです。新興感染症では、デング熱が以前流行しましたが、高見医師のクリニックから本邦での何例目かの早期の患者が見つかるなど、感染症に対する著者の慧眼はすばらしいものがあります。

　その他、本書では乳幼児の育児に関する多くの疑問に対して、丁寧に答えています。この本は、長きにわたり大学病院で新生児や循環器を専門にしていた著者が、経験に裏打ちされた確かな見解を示した正真正銘の正しい育児書です。読者の皆さまには、安心して育児の参考にしていただきたいと切に願います。特に、保育に携わる人には、ぜひ手元においていただけたらと思います。

　本書を通じて一人でも多くの子どもが健康で健やかな毎日を送り、未来にはばたけますようお祈りしています。

東京医科大学小児科思春期科学分野 主任教授

河島　尚志

推薦の辞

　この本は赤ちゃんや乳幼児を持つ父親・母親のために書かれた、わかりやすい育児書です。これまでの育児書にくらべ、科学的な根拠にもとづいて書かれており、とても説得力があります。読み進めていくと、本書は高見先生が開業医として地域医療に従事するまでに全身全霊を注いできた周産期医療・小児医療に対する考え方を集大成したものと感じました。

　サブタイトルにある「ペリネイタルビジット（perinatal visit）」とは、直訳すると「周産期訪問」ということになります。高見先生は小児医療の中でも出生して間もない新生児の診療にかかわってきた優秀な新生児科医でもありましたので、タイトルにこの言葉が入ったのは当然のように思います。

　周産期とは、出生前の胎児から出生後の新生児へと移行する、誰しもが通過しなくてはならない人生最初で最大の難所です。そこで母児が遭遇するさまざまな危機に対して、最新の知識と技術を駆使して救命するのが周産期医療であり、その現場の最前線を長年担ってきた高見先生だからこそ、ペリネイタルビジットのなんたるかがより読者に伝わる内容になっています。

　私は現在、大学病院で診療だけでなく医学教育にも携わっており、日々、医学生や研修医と接しています。高見先生も東京医科大学で講師を務めていましたので内容が非常に教育的です。本書の内容は医学生や研修医にも推薦できる、小児医療の入門書といっても過言ではありません。

　文章の端々から垣間見られるのは高見先生の母児を思う愛情です。「エビデンス」という言葉に代表される「医学」という科学的な側面だけでなく、「医療」という人を相手にした人間的な行為であるという思いが、本書の根底に流れています。小児科医としての良心が詰まった本書は、必ずや育児に携わるご父母の皆さまの共感を得るものと思います。

東邦大学医学部新生児学講座 主任教授

与田 仁志

はじめに

　本書は"結婚したら""妊娠したら""赤ちゃんが生まれたら"と、いつから読んでいただいても役に立つ最新の情報がつまった、ご両親と赤ちゃんのための本です。
"ペリネイタル"とは"周産期"という意味で、お母さんにとっては「出産前後の時期」、赤ちゃんにとっては「出生前後の時期」になります。この時期に、小児科医が直接お母さんやお父さんに生まれてくる赤ちゃんの育児指導などを行うことを"ペリネイタルビジット"といい、ご両親の育児への不安を取り除き、良好な親子関係を築いていただくことを目的としています。
「第１部」では、ご両親にぜひ知っておいていただきたい赤ちゃんの医療に関する"最新のトピックス"をまとめました。最近わかってきたことや「一般の育児書」にはあまり載ってない内容を中心に、特に重要と思われる項目をピックアップして詳しくお話ししています。
「第２部」では妊娠中のお母さんから１歳６カ月くらいまでのお子さんを対象に、日常生活で注意したいことや赤ちゃんのちょっと気になることをまとめました。健康診断のときなどにご両親からよく質問されることを中心にお話ししています。子育てをしていて疑問に思うことがあったときに読んでみてください。
　内容はなるべく"科学的根拠（エビデンス）"に基づいて説明しています。そして「序章」は、その"科学的根拠（エビデンス）"とはなにかについての話になります。ちょっと難しい内容ですが、この本の"肝"となるところなのでぜひ一度、目を通してみてください。"科学的根拠（エビデンス）"に関して詳しく解説をした一般書は、本書が初めてではないかと思います。本書の内容すべてに「あっ、そうなんだ」「そういうことか！」と納得して読んでいただけることを願っています。

高見 剛

赤ちゃんのために知っておきたいこと ─ ペリネイタルビジット ─
＊ もくじ

発刊によせて　河島 尚志 ●2
推薦の辞　与田 仁志 ●4
はじめに ●5

第1部　ペリネイタルビジット

序章　正しい情報ってなに？
─ 医療における科学的根拠(エビデンス)とは ─

1　なにを基準に情報を選べばいいの？ ……………………………………………22
　① ネットや口コミの情報、ほんとうに正しい？ ●22
　② 「情報はどこから？」を問う ●23
2　科学的根拠(エビデンス)が大切です ……………………………………………24
　① 「三(さん)た論法」は科学的根拠(エビデンス)になるか？ ●24
　② 科学的根拠(エビデンス)はあるか？ ●25
3　科学的根拠(エビデンス)を証明するには …………………………………………26
　① 手順に則った研究が必要 ●26
　② 論文にもランクがある ●28
　③ 正しい情報を得るためには ●29
4　科学的根拠(エビデンス)に基づく医療とは ………………………………………30
　① 根拠に基づいた診療指針を作成 ●30
　② 患者さんにとっての最適な医療 ●30
　コラム1　プラセボ(偽(ぎゃく)薬)効果 ●32
　コラム2　それってほんとうに"科学的根拠(エビデンス)"といえる？ ●33
　コラム3　"民間療法(みんかんりょうほう)"とは？ ●34

第1章　母乳ってすばらしい！

1 **母乳は最良の栄養です** ……………………………………………………… 36
　① 病気にかかりにくくなる ●36
　② 母乳は脳の発達にも ●37

2 **母乳の飲ませ方は？** ………………………………………………………… 38
　① 時期によって母乳の質は変化する ●38
　② 片方の乳房を飲みきってから ●38

3 **母乳に不足しがちなもの(1)　ビタミンK** ………………………………… 40
　① ビタミンK2シロップで栄養補給 ●40
　② 日本でも生後3カ月まで延ばす方向に ●40

4 **母乳に不足しがちなもの(2)　鉄** ………………………………………… 42
　① 鉄不足による貧血に注意 ●42
　② 離乳食で鉄を補う ●43
　　コラム 4　母乳だけではほんとうに鉄は足りなくなる？ ●43

5 **母乳に不足しがちなもの(3)　ビタミンD** ……………………………… 44
　① 増加する"くる病" ●44
　② 骨の成長に欠かせないビタミンD ●44

6 **ビタミンD欠乏の原因と摂取方法** ………………………………………… 46
　① 紫外線を浴びなくなったことが原因の一つ ●46
　② もう一つの原因は母乳と食事 ●46
　③ 1日にどれくらい摂ればいいの？ ●47
　④ ビタミンDの摂取方法 ●48
　　コラム 5　ビタミンDはお母さんにも！ ●49

7 **赤ちゃんの体重増加の目標は？**
　－母子健康手帳の発育曲線を活用しよう！－ …………………………… 50
　① 発育曲線で体重と身長の増加をチェック ●50

② 体重がなかなか増えないとき ●51
コラム6 育児は楽しく！ ●53

第2章　赤ちゃんの皮膚をどう守るの？

1 **乳児湿疹とアトピー性皮膚炎** ·········· 56
　① 乳児湿疹とは ●56
　② アトピー性皮膚炎 ●57
2 **アトピー性皮膚炎の原因は？** ·········· 58
　① アトピー素因 ●58
　② 皮膚のバリア機能が低下 ●58
3 **皮膚のケアはどのようにすればいいの？** ·········· 60
　① 皮膚を清潔に保ちましょう ●60
　② 保湿剤を使用してアトピー性皮膚炎の発症を予防しよう！ ●60
　コラム7 "皮膚のバリア機能"とフィラグリン遺伝子
　　　　　～ちょっと難しいアトピー性皮膚炎の話～ ●62
　コラム8 軟膏、クリーム、ローションの違いは？ ●63
4 **ステロイドは怖くない** ·········· 64
　① ステロイドについての誤解 ●64
　② ステロイドってどんな薬？ ●65
5 **ステロイド外用剤の種類と使い方**
　ープロアクティブ（Proactive）療法とは？ー ·········· 66
　① ステロイドの種類と使い方の注意点 ●66
　② 体の部位に合ったステロイドを使用する ●67
　③ ステロイドを塗る量 ●67
　④ 続けて使用し、よくなっても急にやめない ●67
　⑤ リアクティブ療法とプロアクティブ療法 ●68
　⑥ 赤ちゃんのアトピー性皮膚炎は治りやすい！ ●69

コラム9 アトピービジネスとは？ ●70
コラム10 大人のアトピー性皮膚炎 ●70

第3章　食物アレルギーが心配！

1 **食物アレルギーのウソ、ホント** ……………………………………… 72
　① 増える食物アレルギー ●72

2 **食べないほうがアレルギーにならない？** ……………………… 74
　① 「妊娠中・授乳中に摂取を控える」に根拠がない ●74
　② 摂取しなくてもアレルギーは増えた ●75

3 **早く食べ始めたほうがアレルギーになりにくい** ……………… 76
　① 2000年とは全く逆の診療指針（ガイドライン） ●76
　② 卵、牛乳も早く食べ始めたほうがいい ●76
　③ 離乳食の開始は遅くならないように！ ●77
　④ 免疫寛容によりアレルギーを起こしにくくする ●77

4 **食物アレルギーの原因とアトピー性皮膚炎との関係は？** …… 78
　① 食物アレルギーの原因の一つにアトピー性皮膚炎が ●78
　② 注意したい皮膚からの感作 ●79

5 **卵アレルギーの予防には、皮膚の管理が重要** ………………… 80
　① 皮膚の管理と離乳食の開始時期が大切 ●80
　② アトピー性皮膚炎と診断されたら、医師と相談して離乳食を開始 ●81

6 **お母さんができる！生まれてすぐに始まるアレルギー対策** … 82
　① 皮膚のバリア機能を高めアレルギーを予防 ●82
　② 離乳食は5カ月になったら開始 ●82
　③ 経皮感作（皮膚感作）と経口感作 ●83
　コラム11 ピーナッツアレルギーを認めた1歳児 ●84
　コラム12 経皮感作と"茶のしずく石鹸（せっけん）" ●84

第4章　予防接種は必要？

1 どうして予防接種を受けさせないの？ ……… 86
　① 予防接種は副反応が怖い？ ●86
　② 小児科医の子どもは皆ワクチンを接種しています ●87

2 予防接種ってなに？ 予防接種の目的は？ ……… 88
　① ワクチンとは ●88
　② 感染予防・重症化予防と集団免疫がおもな目的 ●88

3 集団免疫とは？ ……… 90
　① ワクチン接種で集団の感染を抑えられる ●90
　② ワクチン接種率を高めて感染症の根絶を図る ●92

4 ワクチンの種類について ……… 94
　① 3タイプのワクチン ●94
　② 2種類の予防接種 ●95

5 ワクチンの副反応は怖い？ ……… 96
　① 予防接種を否定する理由は？ ●96
　② 得られるメリットのほうがはるかに大きい ●96
　③ 感染症の怖さを知って！ ●97

6 同時接種は安全？ ……… 98
　① ワクチン接種と死亡の因果関係はない ●98
　② 安全でメリットが大きい同時接種 ●99

7 ワクチンは選んで接種する？ 日本にいれば安心？ ……… 100
　① 毎年100人以上感染している麻しん ●100
　② 国内で根絶しても海外から持ち込まれる危険がある ●101

8 ワクチンは必要のある人だけ接種する？ ……… 102
　① まだ流行している風しん ●102
　② 感染力が強い風しんは集団免疫で防止 ●102

コラム13 ワクチンの怖さをあおった事件 ●103

9 インフルエンザワクチンは効果がない？ ・・・・・・・・・・・・・・・・・・・・・・・・・・・・・ 104
　① 乳幼児の重症化を防ぎましょう ●104
　② インフルエンザワクチンの有効率は？ ●104
　③ 毎年流行の種類(株)が異なる ●105

10 インフルエンザワクチンを否定する人たちの根拠は？ ・・・・・・・・・・ 106
　① なぜインフルエンザワクチンを否定するのか？ ●106
　② 問題点の多い前橋レポート ●106

11 どうしてワクチン効果をアピールできていなかったのか？ ・・・・・・ 108
　① 難しかった臨床研究 ●108
　② １歳から13歳まででワクチンの有効性が示された ●108

第5章　必ず受けたい予防接種 ─ ワクチンの効果 ─

1 おすすめの「予防接種スケジュール」・・・・・・・・・・・・・・・・・・・・・・・・・・・・・・・ 112
2 ヒブ(Hib)ワクチン ・・ 116
3 小児肺炎球菌ワクチン ・・・ 118
　コラム14 ワクチン接種後の副反応の確率は高い!? ●119
4 B型肝炎ワクチン ・・・ 120
5 ロタウイルスワクチン ・・・ 122
6 五種混合(百日咳、ジフテリア、破傷風、ポリオ、ヒブ)ワクチン ・・・・ 124
　1 百日咳 ●124
　2 ジフテリア ●126
　3 破傷風 ●126
　4 ポリオ ●127
　5 ヒブ ●129
7 BCG ・・・ 130
8 MR(麻しん・風しん混合)ワクチン ・・・・・・・・・・・・・・・・・・・・・・・・・・・・・・・・・・ 132

	1 麻しん（はしか） ●132

　　2 風しん ●134

9 水痘ワクチン 136

10 おたふくかぜワクチン 138

11 日本脳炎ワクチン 140

コラム15 日本のワクチン事情 ●142

第6章　「向き癖」と「頭の形」ほうっておいても大丈夫？

1 **向き癖はどうしてなるの？** 144
　① 特に原因はなくても、向きやすいほうばかり向く ●144
　② 向き癖の原因は？ ●145
　③ 向き癖で問題となることは？ ●145

2 **頭の形が気になります** 146
　① 変形のタイプ ●146
　② 自然に治ることもあるが個人差がある ●147

3 **頭の形が悪いのは見た目だけの問題？** 148
　① 昔は見た目だけの問題と考えられていた ●148
　② 重度の斜頭症は脳に影響も ●148
　③ 頭蓋縫合早期癒合症とは ●149

4 **向き癖を治す方法は？** 150
　① 生後2〜3カ月くらいまでには始める ●150
　② 生まれた後、どのように経過をみていけばよいか？ ●151

5 **ヘルメット療法とは？** 152
　① ヘルメット療法が有効 ●152
　② ヘルメット療法は自費診療 ●153

第7章　風邪ってなに？ ─鼻水、咳、熱が出たら─

1 赤ちゃんは風邪を引かない？ ……………………………………………… 156
　① 赤ちゃんも風邪を引く ●156
　② 風邪ってなに？ ●156
2 風邪の原因と感染経路は？ ………………………………………………… 158
　① 原因となるウイルスは数百種類 ●158
　② 風邪は飛沫感染でうつる ●159
　③ その他の感染経路は？ ●159
3 風邪に抗菌薬（抗生物質）は効きません！ ……………………………… 160
　① ウイルスには効かないけれど、細菌には効く ●160
　② 溶連菌とマイコプラズマの注意点 ●161
　③ ヒブ（Hib）と肺炎球菌の注意点 ●161
　④ 全身状態や症状の経過、血液検査などから細菌感染を疑う ●162
　コラム16 インフルエンザも空気感染をする!? ●163
　コラム17 抗生物質や抗生剤ではなく抗菌薬です！ ●163
4 なぜ抗菌薬を多用してきたか？ …………………………………………… 164
　① 風邪に抗菌薬が処方されてきた ●164
　② すぐに抗菌薬を処方してきた理由 ●164
　③ 不要な抗菌薬を使わない ●167
　コラム18 お父さん、診断には経過が重要です！ ●167
5 なぜ抗菌薬の投与は慎重に行う必要があるのか？ ……………………… 168
　① 細菌は乳幼児にとって大切 ●168
　② 繰り返し使用することで耐性が生まれる ●169
　③ 薬剤耐性菌は世界的な問題 ●169
　コラム19 副鼻腔炎（ふくびくうえん）とは？ ●171

6	実際の風邪の診断は？ 肺炎になったら入院？	172

①　風邪とインフルエンザの違いは？ ●172
②　どうして肺炎になってしまったのか？ 薬の役目は？ ●173
③　肺炎の診断は必要？ 大切なのは原因がウイルスか細菌かです！ ●173
④　入院が必要となるのはどんなとき？ ●174

7	赤ちゃんが注意しなければならない感染症	176

(1)　細菌性髄膜炎 ●176
(2)　急性 中耳炎 ●177
(3)　突発性発疹 症 ●178
(4)　尿路感染症 ●179

コラム20　後医は名医？ ●180

第8章　妊娠中、授乳中に薬は飲めないの？

1	妊娠中・授乳中でも使用できる薬がある	182
2	解熱・鎮痛・抗炎症薬（熱、痛み）	184
3	呼吸器疾患治療薬（咳、痰がからむ）	185
4	消化器疾患治療薬（便秘、腹痛、下痢、吐き気、胃痛）	186
5	抗アレルギー薬（鼻汁、鼻づまり、かゆみ）	188
6	気管支喘息治療薬（喘鳴、咳）	189
7	抗菌薬（風邪や咽頭炎、気管支炎などの一部の細菌感染）	190
8	抗ウイルス薬（インフルエンザ、水痘、帯状疱疹）	192
9	点眼・点鼻・点耳薬、外用薬	193
10	その他	194

第2部 ちょっと気になること、病気のこと

第1章 妊娠前・妊娠中にお母さんが気をつけたいこと

1 食べ物、飲み物 ・・ 198
　① 積極的に摂取したいもの ●198
　② 摂取または過剰摂取に注意したいもの ●201
2 感染症 ・・・ 204
　① 防ぎたい母子感染 ●204
　② 妊婦健診で一般的に行われる感染症 ●206
　③ 妊婦健診には含まれない感染症 ●211
　コラム21 風しんの抗体価がつきにくくても… 麻しんにかかっても… ●217
　コラム22 生まれてくる赤ちゃんのためにも乳がん検診を！ ●219
　コラム23 超音波検査と胎児心臓精密超音波検査 ●220

第2章 気になる赤ちゃんの体のこと

1 頭のこと ・・・ 222
2 耳のこと ・・・ 224
3 目のこと ・・・ 228
4 口・舌のこと ・・・ 232
5 歯のこと ・・・ 235
6 臍のこと ・・・ 237
7 精巣・陰嚢・陰唇・陰茎のこと ・・・・・・・・・・・・・・・・・・・・・・・・・・・・・・・・・・・・・・ 239
8 おしり・肛門のこと ・・ 242
9 皮膚やあざのこと ・・・ 245
　コラム24 レーザー治療は早いほうがいい？ ●251

コラム25 レーザー治療には保険がきく？ ●252

10　手・足のこと 253

第3章　赤ちゃんの気になる症状とその対応

1　体温と室温 258
2　発熱と解熱剤 259
3　鼻水と鼻づまり 261
4　呼吸と喘鳴 263
5　いきむ・うなる 266
6　吐きやすい（いつ乳） 267
7　しゃっくりとゲップ（排気） 268
8　顔や頭をひっかく 270
9　うんちと下痢・便秘 272
10　おしっこの回数と色 276
11　睡眠時間と夜泣き 277

コラム26 お母さんと赤ちゃんの生活環境が赤ちゃんの発育に重要！ ●279
コラム27 昼寝はどれくらい？ ●280

12　虫刺されと虫よけ 281
13　日光浴と日焼け止め 282
14　汗とあせも 284

第4章　日常生活で気をつけたいこと

1　外出やお散歩はいつから？ 288
　① 外出までのステップを踏む ●288
　② 3カ月以降は適度な日光浴も大事 ●288
2　飛行機や車に乗るときの注意 290

① 赤ちゃんの様子をこまめにチェック ●290
　　　コラム28 飛行機での耳抜き ●291
3 ベビーバスでの沐浴はいつまで？ ・・・・・・・・・・・・・・・・・・・・・・・・・・・・・ 292
　　　① 1カ月くらいが目安ですが、前後してもOK ●292
4 食物アレルギー、鉄欠乏性貧血、ビタミンD欠乏を考慮した離乳食の進め方 ・・・・・・・・・・・・・・・・・・・・・・・・・・・・・ 293
　　　① 少量から開始して、徐々に増やす ●293
　　　② 離乳食は生後5カ月になったら開始！ ●294
　　　コラム29 レバーの摂り方 ●295
5 外出や遠出のときの離乳食 ・・・・・・・・・・・・・・・・・・・・・・・・・・・・・ 296
　　　① 予定を立てておく ●296
　　　② ベビーフードを使用する場合 ●296
　　　③ 手づくりで調理をする場合 ●296
　　　④ 飛行機を利用する場合 ●297
6 歯磨きはいつから？ ・・・・・・・・・・・・・・・・・・・・・・・・・・・・・ 298
　　　① 歯ブラシを使う前に ●298
　　　② 手早く、適切に ●298
7 卒乳・断乳はいつから？ ・・・・・・・・・・・・・・・・・・・・・・・・・・・・・ 300
　　　① 離乳の時期はお母さんの考え方で ●300
　　　② 授乳とむし歯の関係 ●301
8 指しゃぶりとおしゃぶりはやめさせたほうがいい？ ・・・・・・・・・・・・・ 302
　　　① 指しゃぶりの理由は？ ●302
　　　② 「おしゃぶり」は有効？ ●302
　　　③ 歯並びへの影響は？ ●303
9 薬の上手な飲ませ方・使い方 ・・・・・・・・・・・・・・・・・・・・・・・・・・・・・ 304
　　　① いつ飲ませるの？ ●304
　　　② 生後6カ月くらいまでの方法 ●304
　　　③ 離乳食中期以降の方法 ●305

④　座薬の使い方 ●306
コラム30　薬の効果と役割は？ ●307

参照・引用文献 ●308
さくいん ●322
おわりに ●333

装幀：神長文夫＋松岡昌代
イラスト：桂　早眞花
編集：若林邦秀

第 **1** 部

ペリネイタルビジット

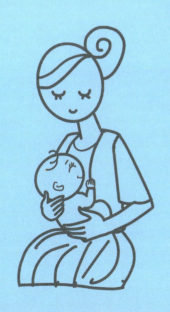

序章

正しい情報ってなに？
― 医療における科学的根拠(エビデンス)とは ―

世の中にはさまざまな情報があふれています。中でもインターネット上は玉石混淆(ぎょくせきこんこう)で、間違った情報も少なくありません。赤ちゃんの健康を左右する医療情報には、特に注意したいですね。では、どうすれば正しい情報を得ることができるのでしょうか。

なにを基準に情報を選べばいいの？

皆さんは医療に関する情報をどこから手に入れていますか？ 友人や知人、テレビや新聞・雑誌などですか？ 最近ではインターネットからもたくさんの医療情報を得ることができます。でも、その情報はほんとうに正しいのでしょうか？

1 ネットや口コミの情報、ほんとうに正しい？

例えば友人から「A剤を4週間飲んだら5kgやせた」、週刊誌の広告では「B剤を半年飲むと肌が白くなる」、テレビからは"ずんずん体操"で免疫力が高まり、副作用はない」などの情報が入ってきます。

果たしてほんとうに有効なのでしょうか？

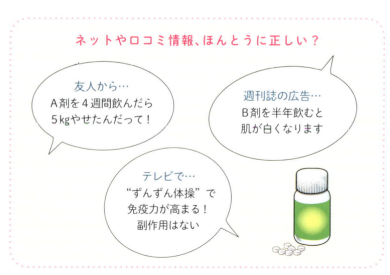

[図1]

② 「情報はどこから？」を問う

　情報が正しいかどうかを見極めるためには、"科学的根拠(エビデンス)"のあるなしがカギを握ります。

　最近、テレビの討論番組などを見ていると、司会者と解説者とのやり取りで「その科学的根拠(エビデンス)はなんですか？」などの会話を耳にすることがよくあります。

　医療の現場でも、この言葉をよく使うようになりました。若い先生と話をすると「その科学的根拠(エビデンス)はなんですか？」とよく聞かれます。もし、医療の世界にも"流行語大賞"みたいなものがあれば、必ず数年前に受賞していたことでしょう。それほど科学的根拠(エビデンス)は重要になってきています。

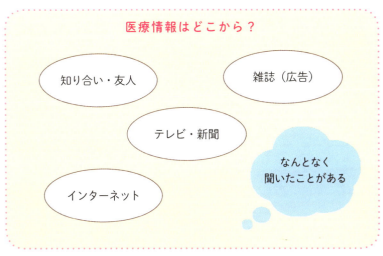

[図2]

科学的根拠(エビデンス)が大切です

医者の知識には大きく分けて二つあります。一つは"科学的根拠(エビデンス)"、もう一つは自分で得た"経験"です。どちらも大切なものですが、経験には個人差があります。一方、"科学的根拠(エビデンス)"は誰もが得られる共通した情報です。

① 「三(さん)た論法」は科学的根拠(エビデンス)になるか？

"科学的根拠(エビデンス)"とはどのようなものでしょうか？

一つのたとえ話を通して考えてみましょう。

長らく雨が降らないのでみんなが困っていたとき、ある人が「雨を降らせるために、雨乞(あまご)いをしましょう」と言いました。多くの人は半信半疑でしたが、その人が雨乞いを始めたところ、なんと雨が降り出してきたではありませんか。

そこで、こんな論法が成り立つようになりました。

「雨乞いをし<u>た</u>。すると雨が降っ<u>た</u>。だから、雨乞いは雨を降らす効果があっ<u>た</u>。」

これは、語尾に「た」が三つ続くことから「三(さん)た論法」といわれています。雨乞いに雨を降らす効果があったという"根拠"を示す論法です。

でも、雨が降ったのはいつなのか、気になるところです。雨乞いをしている最

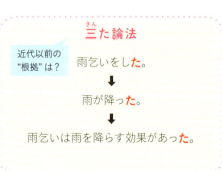

[図3]

24　第1部　ペリネイタルビジット

中に雲が出てきて雨が降ってきたとなれば、「もしかしたら効果があるのかな？」と思うかもしれません。しかし、実際に雨が降ってきたのが、数日後や数週間後だった場合はどうでしょうか？　雨はいつか降るものです。

　この「三た論法」はつい最近（近代？）までは、"根拠"を示す論法として受け入れられていました。

② 科学的根拠（エビデンス）はあるか？

　この論法で薬の効果を示すとすると、「A薬を使った」→「病気が治った」→「よって、A薬は効果があった」ということになります。

　でも、普通に考えれば、「A薬の薬理作用はなにか？」「他の要因はなかったのか？（例えば、A薬を飲んでいるときに食事制限もしていたとか、ジムに通って運動もやっていたとか……）」などが疑問点として挙がるはずです。さらに、自然によくなった可能性もあります。

　同様に、図4で示す例ではどうでしょうか。

「A剤を4週間飲んだら5kgやせた」⇒薬理作用は？（下剤効果の薬？）
「B剤を半年飲むと肌が白くなる」⇒何人飲んで何人が有効なのか？
「"ずんずん体操"で免疫力が高まり、副作用はない」⇒免疫力の証明は？
（数年前に数名の赤ちゃんが亡くなられて問題になりました。生まれてきたばかりの赤ちゃんの首を引っ張ったり、回したりしている様子がテレビで放送され、愕然としてしまいました……）

などの疑問を生じます。これら「三た論法」は、科学的根拠（エビデンス）にはならないのです。

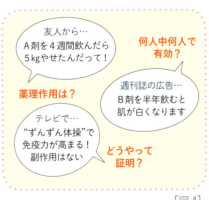

［図4］

3 科学的根拠(エビデンス)を証明するには

医療における科学的根拠(エビデンス)を示す手法の一つに、所定のルールや手順に従った臨床研究(治験)を行う方法があります。結果を論文にまとめて、それが専門誌に掲載されて初めて、世の中に認められる科学的根拠(エビデンス)の一つになります。

① 手順に則った研究が必要

現在、新しい薬がある治療に有効であることを示すためには、基礎研究、動物実験を経て、最後に臨床研究(治験)というものが行われます。

例えば、"新薬A"が高血圧の治療に有効であることを証明する臨床研究を行うとします［図5］。

この場合、患者さん1000人に対象になっていただき、"新薬A"を内服する"治療群"と、"新薬A"とそっくりで全く効果のない"プラセボ(偽薬)"を内服する"対象群"に分かれていただきます。選別は無作為(ランダム)に行われ、患者さん自身も"新薬A"を飲んでいるのか"プラセボ(偽薬)"を飲んでいるのかわからない状況です。また、患者さんを診察する医師も、どちらを処方しているのかわかりません。

このように無作為に患者さんを2群に割り当てることを"盲検化"といいます。このような形で行われる臨床研究(治験)はランダム化比較試験(RCT：Randomized Controlled Trial)となり、現在から未来に向かってデータを集める"コホート研究(前向き研究)"の一つになります。このとき、両群の患者さんの背景、例えば年齢、性別、生活環境や基礎疾患の有無などに違いが生じないようにすることが必要となります。

半年間内服を行った後、"治療群"に血圧が20mmHg以上下がった人が250人、"対象群"に血圧が20mmHg以上下がった人が50人いたとした場合、こ

の臨床研究とは関係のない第三者によって統計学的な評価が行われ、両群に"有意差"が認められれば、"新薬A"は高血圧の治療に有効であることが証明されたことになります。臨床研究に参加された患者さんの数が多いほど、また、両群の背景などに有意な違いがないなどの条件が十分に満たされるほど、その臨床研究は"質"が高いものとして評価されます。

この臨床研究を論文としてまとめて雑誌（一般には英文雑誌）に投稿しますが、投稿された論文はその分野の複数の専門家によって厳しく評価（査読）され、内容が掲載にふさわしいと判断されれば受理されます。こうして、論文として雑誌に発表されたとき、初めてその臨床研究は世の中で認められたことになります。このような論文により証明された結果を、私たち医師は"医療における根拠"または"科学的根拠"の一つと考えます。

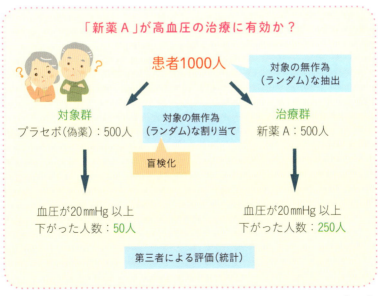

[図5]

② 論文にもランクがある

単に論文が発表されればいいというわけではありません。その論文が"どの雑誌"に掲載されたのかも、重要な評価の一つになります。

論文はインパクトファクター（IF）によりランクづけがされています［図6］。IFは"雑誌（論文）の他論文からの引用数／雑誌の論文掲載数"で示され、IFが高いほど他の論文から多く参考にされている、つまり注目度の高い論文ということになります（もちろん、論文を評価するものは、IFだけではなく、このような評価に異を唱える医師もたくさんいます）。

私たち小児科医が目標とする英文雑誌は、"Pediatrics" "The Journal of Pediatrics" "Pediatric Research" などが有名で、IFは高くても4.0程度です。"STAP細胞"で一時話題になった理化学研究所の元研究員の小保方晴子さんの論文が掲載されたのは "Nature" という雑誌です。"Nature"のIFは43.1であり、言い換えればそれだけ社会に与える影響も大きいといえます。つまり、"科学的根拠（エビデンス）"としての"質"も高いことになります（残念ながら、小保方さんの論文はその後に却下されてしまいましたが……）。

「質」の高い論文とは？

IF（インパクトファクター 2018年）

- NEJM (The New England Journal of Medicine)　70.7
- Nature　43.1
- BMJ (British Medical Journal)　27.6

⋮

- Pediatrics　4.2
- The Journal of Pediatrics　3.7
- Pediatric Research　2.9

⋮

［図6］

③ 正しい情報を得るためには

インターネット上では医療関係者だけでなく、多くの人が自分の経験や他人の意見をもとにさまざまな発言を行っています。長い医療者生活の中で得た経験は重要ですが、決して"科学的根拠"にはなりません。

"医療における根拠"とは、ある診断法や治療法が、ある病気に対して有効性があることを示す"証拠や検証結果・臨床結果（治験など）"があり、「論文」として世の中に示されているものをいいます。そして"質"の高い論文が多くあればあるほど"科学的根拠（エビデンス）"として有用な発信元となります。

皆さんがインターネットなどで医療情報を得たときには、その情報の出所を確認してください。医師や医療関係者が自分の名前や所属を明確に示していることは最低条件でしょう。それは、つまり自分の発言に責任をもっていることにもなるからです。医師の中にはその情報の発信元（論文）を示している人も最近では多くなっています。

正しい情報を得るために確認すべき点

1. 「なぜ、そう言えるの？」とその科学的根拠（エビデンス）を確認する
2. 何人に治療を行い、何人に有効であったか？
3. 他になにか要因はなかったか？　原因と結果に因果関係があるか？
4. 情報の発信元は「いつ？　誰が？」

[図7]

科学的根拠(エビデンス)に基づく医療とは

"医療における根拠"または"科学的根拠(エビデンス)"は論文によって示された結果により成り立っていることはおわかりいただけたと思います。それでは、その"根拠"は実際の診療にどのように生かされているのでしょうか。

① 根拠に基づいた診療指針を作成

毎年、莫大な量の論文が発表されますが、個々の医師がその論文のすべてを把握し実際の医療に結び付けることは現実的ではありません。実際にはそれらの論文をもとに、それぞれの分野の専門家たちが集まった医師の集団(学会)が診療を行うための指針を示しています。これを"診療指針(ガイドライン)"といいます。

例えば、小児科に関係するものであれば、日本小児血液・がん学会による「小児白血病・リンパ腫 診療ガイドライン2016」、日本小児神経学会による「熱性けいれん 診療ガイドライン2015」、日本小児アレルギー学会による「食物アレルギー 診療ガイドライン2016」、日本夜尿症学会による「夜尿症 診療ガイドライン2016」などなど、各領域の学会から多数の"診療指針(ガイドライン)"が示されています。

② 患者さんにとっての最適な医療

私たち臨床医は、これらの"診療指針(ガイドライン)"を参考にしながら、さらに自分の経験や患者さんの主張(希望)などを考慮して診療を進めていきます。大切なことは、診療ガイドラインは診療を行ううえで絶対的なものではなく、あくまでも一つの情報(判断材料)であるということです。

例えば、ある病気に対する治療法が２種類あったとします。治療法Ａは治療の有効率が90％と高いのですが、長期間の入院が必要であったとします。治療法Ｂは有効率が80％と少し落ちますが自宅からの通院で行えたとします。このとき、患者さんは現在の生活を続けられる治療法Ｂを選択することもできるのです。

　このように、"科学的根拠（エビデンス）"から成り立った"診療指針（ガイドライン）"を参考にして行う医療を"標準的な医療"といい、"根拠に基づく医療（EBM：Evidence-Based Medicine）"と呼ばれています［図8］。

　現在、医療情報はあふれています。一見するととてもすばらしいことのように感じる治療法や薬もあります。しかし、その世間の目を引く治療法や薬がほんとうに患者さんにとって有益であるか？　一度立ち止まって考えてみることも必要でしょう。わからないことがあれば"かかりつけ医"に相談するのもいいでしょう。

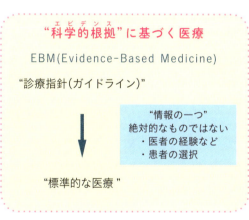

［図8］

コラム1　プラセボ(偽薬)効果

科学的根拠(エビデンス)を証明するためにいろいろな研究が行われています。例えば、片頭痛(へんずつう)の子どもの中には頻回(ひんかい)に頭痛が起こってしまい予防薬を必要とするお子さんがいます。どの薬が片頭痛の予防によいのか？

予防薬の効果の科学的根拠(エビデンス)を得るために、今までに有効とされていた2種類の薬（アミトリプチリン、トピラマート）とプラセボ（偽薬：本物の薬と形は一緒だが全く効果がないもの）を比較した報告があります。結果は、2種類の予防薬とプラセボ（偽薬）との間に効果の差は全くみられませんでした。では、2種類の薬は無効なのでしょうか？

2種類の薬が無効なのではなく、これはプラセボ（偽薬）でも効果がみられてしまったことによって、差がみられなかったと考えられています[*1]。これを"プラセボ効果"といいますが、本来は薬としての効果がないはずなのに効果がみられてしまうことです。簡単にいうと、効くはずのない飴などで頭痛が治ってしまったということです。

片頭痛に対する予防薬のプラセボ効果は小児では50～60％、成人でも35％と報告されています[*2]。「薬を服用したからよくなるだろう」という精神的な要素が小児だけではなく、成人の片頭痛にも影響することが理解してもらえると思います。

もともとプラセボ（プラシーボ）はラテン語のプラケーボー「私は喜ばせる」に由来するそうです。プラセボが効くことは悪いことではないと思いますが、科学的根拠(エビデンス)を証明するのは難しいことです。

東京医科大学小児科思春期科学分野 准教授　山中 岳

コラム2　それってほんとうに"科学的根拠(エビデンス)"といえる？

　最近、大手企業からサプリメントなどの栄養補助食品や健康飲料といわれる「健康食品」が数多く販売されています。うたい文句は「脂肪を吸収する」「関節の働きを助ける」「感染を予防する」などで、各社のホームページを見てみると、有効性を証明しているという研究データがたくさん出てきます。

　でも、よく見てみると「マウスによる実験」「細胞レベルでの結果」「20人での検討」「学会で発表（論文にはできなかったということ）」などなど……。マウスや細胞レベルの結果、少人数での結果だけでは実際の効果はどうでしょうか？　また、「当社比」「当（自）社調べ」「事業者の責任において」という自前の結果も、第三者により客観的に評価されたものではなく、"科学的根拠(エビデンス)"とはいえないでしょう。

　信頼のできる一つの指標として、消費者庁が表示を許可した"特定保健用食品（トクホ）"があります。有効性・安全性の証明として、専門家による評価（査読）のある研究雑誌に掲載されていること、定められた試験機関によって関与成分の分析試験が行われていることが条件となり、許可されれば消費者庁からのお墨付きをもらったことになります。現在、「血糖・血圧・血中コレステロールなどを正常に保つことを助ける」「骨の健康に役立つ」「おなかの調子を整える」などの表示が認められています。

　食品の機能性を示す指標として2015年に"機能性表示食品"が加わりました。この指標を表示するためには、研究結果や安全性などの情報を「事業者の責任において」届け出ることにより行われますが、消費者庁の個別の評価や許可を受けたものではありません。「内臓脂肪を減らすことを助ける」と届け出されていた"葛の花由来イソフラボン"を使用した食品に、「ダイエット効果」や「痩せ効果」を強調して宣伝表記を行った16社に対して、2017年に消費者庁から景品表示法違反に対する措置命令が出されたことがあり、行き過ぎた表現を使っている食品には注意が必要なようです。

> **コラム3** "民間療法"とは？

"根拠に基づく医療（EBM：Evidence-Based Medicine）"の反対側にある医療行為の一つに"民間療法"があります。つまり、批判的な言い方をすれば、"科学的根拠（エビデンス）がはっきりしない""標準的ではない医療"ということになります。がん治療などが有名ですが、小児科領域でもアトピー性皮膚炎（ひふえん）に対するサプリメントや外用剤（がいようざい）（塗り薬）などをよく目にします。

　私が"民間療法"のすべてを知っているわけではありませんので、限られた知識になってしまいますが……。気になるのは、広告にはうまくいった成功例だけを示しているケースが多いことです。本章でお話しした、「なぜ、そう言えるの？」「何人に治療を行い、何人に有効であった？」などを思い起こしてください。

第 **1** 章

母乳って
すばらしい！

母乳(ぼにゅう)栄養で育てることは、赤ちゃんにもお母さんにもたくさんのメリットがあります。
でも、母乳栄養で不足しがちなものがあることも理解しましょう。
また、母乳栄養だけで赤ちゃんに十分な体重増加が得られないときは、どうすればよいのでしょうか？

母乳は最良の栄養です

母乳で育てられた赤ちゃんは、子どもの頃に病気にかかりにくくなるだけでなく、大人になっても病気にかかりにくくなるという利点があります。また、母乳を与えるお母さんにも恩恵があります。

① 病気にかかりにくくなる

日本は世界の中で最も母乳率が高く、母乳育児が長く続けられている国で、生後1カ月での母乳栄養が96.5%（完全母乳［母乳のみ］51.3％＋混合栄養［母乳と育児用ミルク］45.2％）、3カ月で89.8％と報告されています[*2]。母乳は赤ちゃんにとって最良の栄養であり、赤ちゃんの成長・発達だけではなく心理面にも大きな利点があります。また、免疫物質や抗感染物質など、赤ちゃんをウイルスや細菌などの病原体から守ってくれる物質が多く

母乳の利点

- **病気にかかりにくくなる**

  子どもの頃
  　気道感染、中耳炎、乳幼児突然死症候群(SIDS)、便秘

  大人になってから
  　肥満、糖尿病Ⅰ型・Ⅱ型、高コレステロール血症、血液悪性腫瘍(白血病)

- **産後、母体の回復（子宮の回復など）が早い**

- **お母さんが病気にかかりにくくなる**

  　乳がん、子宮がん、糖尿病、高血圧症、骨粗鬆症、メタボリック症候群

（参考：ボストン小児病院のホームページより[*3]）

[図1-1]

含まれています。母乳栄養で育てられた赤ちゃんは感染症に強くなるのです。

母乳の利点は子どものときに病気にかかりにくいだけではなく、大人になってからの病気の発症率を低下させるという利点もあります。さらに、母乳栄養は母乳を与えるお母さんにも大きな恩恵があることがわかっています［図1-1］。

> 〈論文〉母乳は感染症のリスクを減らす
>
> 2602人のオーストラリア人の母親を対象に、出産後の母乳と育児用ミルクの哺乳歴を調査し、感染症との関連を検討した。哺乳歴は完全母乳（母乳のみ）、母乳優位（混合栄養で、母乳のほうが量が多い）、育児用ミルク優位（混合栄養で、育児用ミルクのほうが量が多い）、一部母乳（少量だが母乳を続ける）の4群に分け、感染症は感冒症状を認めた回数、小児科を受診した回数、入院した回数で検討した。
>
> 結果として、完全母乳または母乳栄養優位が6カ月以上であること、または一部母乳を1歳近くまで続けることで、感染症発症のリスクを少なくしたことがわかった。
> (Arch Dis Child 2003)[*4]

2 母乳は脳の発達にも

母乳で育った赤ちゃんは、3歳での言語発達と知能指数（IQ）が高かったという報告や[*5]、IQへの効果は10〜19歳まで持続する[*6]、30歳時でのIQと収入が高いなど[*7]、IQと関連した報告がみられます。

理由としては、母乳に含まれる大脳皮質の発達に不可欠なDHA（ドコサヘキサエン酸）と脳の重量に関係が認められる、母乳中に豊富なスフィンゴミエリン（SM）が体内のDHA含量を増やすという報告があります[*8]。また、母乳中に多く含まれるレプチンは記憶や学習能力と関係のある脳の海馬の発育に有用であるとも報告されています[*10]。

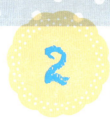

母乳の飲ませ方は？

母乳は出産後の日数だけでなく、授乳中にも中身が変化します。母乳の特性をよく知って、赤ちゃんにとってもお母さんにとっても、メリットが高まるように与えましょう。

① 時期によって母乳の質は変化する

出産後の数日間に出る母乳を"初乳"といいます。初乳は免疫物質や、体に悪さをする酵素を排除する働きをもつ抗酸化物質を多く含んでいるため、赤ちゃんを感染症から守ってくれる働きがあります。

数日経つと、今度は乳糖や脂肪が増えて赤ちゃんの発育を促します。

また、1回の授乳中でも母乳は変化します。飲み始めの"前乳"はさらっとした母乳で飲みやすく、後半の"後乳"は脂肪分が多くカロリーが高くなるだけでなく、必須脂肪酸のDHA（ドコサヘキサエン酸）やEPA（エイコサペンタエン酸）など、赤ちゃんの脳を形成するのに必要な成分も多くなってきます。

② 片方の乳房を飲みきってから

乳房内に母乳が溜まっていると、母乳をつくらないように作用するタンパク質が増えます。ですから、授乳の際はなるべく母乳を飲みきって"空"の状態にするほうが、次の母乳産生にもよいのです。

母乳の飲ませ方としては、いわゆる"切り替え授乳"（最初に右の乳房を吸わせ、5分したら左の乳房を吸わせるという飲ませ方）ではなく、片方の乳房からなるべく残さず飲みきってもらうほうが、栄養価の高い後乳をたくさん飲め、しかも母乳もよくつくりだされることになります。[*11]

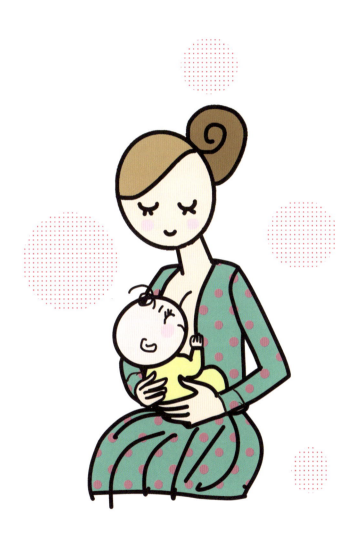

母乳に不足しがちなもの(1) ビタミンK

母乳は赤ちゃんにとって最良の栄養です。しかし、母乳だけでは不足しがちなものがあることも知っておきましょう。ビタミンKは、赤ちゃんの出血症を予防してくれます。

1 ビタミンK2シロップで栄養補給

母乳に不足しがちな栄養素の一つ目はビタミンKです。日本ではビタミンK2シロップを、出生直後、産科退院時、1カ月健診時の合計3回の投与を行ってきました。

しかし、イギリス、フランス、デンマーク、オランダなどのヨーロッパの国々では、生後3カ月くらいまでビタミンK投与を行っています。理由は母乳栄養児では生後2週から6カ月までに、ビタミンK欠乏性出血症の頻度が高いからです。

日本では1999年から2004年の6年間に少なくとも71例のビタミンK欠乏性出血症が報告されていますが、そのほとんどが母乳栄養の赤ちゃんです（4例は混合栄養）。この時期に生じるビタミンK欠乏性出血症の63％が頭蓋内出血で発症し、約16％が死亡、生存しても40％が後遺症を残すと報告されています。

2 日本でも生後3カ月まで延ばす方向に

ビタミンKを生後3カ月まで投与することにより、ビタミンK欠乏性出血症の発症を低下させると報告されています。日本小児科学会でも、2011年に「乳児ビタミンK欠乏性出血症の発症を予防するために、生後3カ月までビタミンK2シロップを週1回投与する方法もある」と"診療指針（ガイドライン）"で示しています。

「積極的にビタミンＫ２シロップを投与する」というような表現ではありませんが、私の勤務してきた大学病院では母乳優位（母乳＞育児用ミルク）で育てられている赤ちゃんには、生後３カ月まで週１回のビタミンＫ２シロップ投与を行っていました。今後は日本小児科学会からもさらに積極的な診療指針が出ることが予想されます。*17

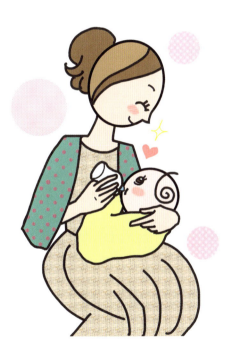

4 母乳に不足しがちなもの(2) 鉄

鉄不足による慢性貧血は、赤ちゃんの発達に影響を与える可能性があるので注意が必要です。離乳食に鉄分を多く含む食材を使うなど工夫しましょう。

① 鉄不足による貧血に注意

母乳に不足しがちな栄養素の二つ目は鉄です。鉄が不足すると鉄欠乏性貧血を生じます。慢性貧血は赤ちゃんの発達に影響を与える可能性があるため十分な注意が必要です。

母乳栄養と貧血との関係は、まだはっきりとわかっていません。一般に赤ちゃんは生後6カ月くらいまでは体内に貯蔵鉄が蓄えられているため、鉄欠乏性貧血にはなりにくいと考えられています。また、育児用ミルクの鉄吸収率が10％程度であるのに対し、母乳の鉄吸収率は45～100％と高いために貧血になりにくいという意見もあります。[18]

一方で、母乳栄養児の鉄欠乏をまとめた4カ国の論文では、生後6カ月の時点で鉄欠乏は6～37％、鉄欠乏性貧血は2～16％に認められたと報告され、[19] カナダからの論文では鉄を強化した離乳食を与えていたにもかかわらず鉄欠乏が24％、鉄欠乏性貧血が15％に認められ、鉄欠乏性貧血の頻度は母乳栄養期間と強く相関していたと報告されています。[20]

また日本からの論文でも、鉄欠乏性貧血が生後6カ月で5％、1歳6カ月で2.7％に認められ、そのうち母乳栄養児がそれぞれ64％、68％だったという報告や、[21] 9～10カ月健診で母乳栄養児の22.2％、人工栄養児の16.2％が鉄欠乏性貧血だったという報告もみられます。[22]

② 離乳食で鉄を補う

　2010年に米国小児科学会から、母乳栄養児における鉄欠乏性貧血予防に生後4カ月から鉄剤（サプリメント・栄養補助食品）を投与することを奨励する勧告が出されましたが[*23]、翌年には研究の対象が不十分であるため、さらなる検討が必要であるという追加文章も出されています[*24]。このように、母乳栄養と鉄欠乏性貧血との関係にはまだ結論は出ていませんが、母乳栄養でも人工栄養でも貯蔵鉄がなくなってくる生後6カ月以降は、鉄欠乏および鉄欠乏性貧血には注意が必要であることに間違いはありません。

　市販の鉄剤を購入することができる米国などとは異なり、日本では鉄を多く含む食材を離乳食で積極的に摂取する必要[*25]があります。

　ただし、離乳食中の鉄を調べた研究では貧血予防に必要な量を満たしたのはレバーを食材にしたもののみであったとの報告もあります[*26]。

　また、母親が鉄剤を内服しても母乳中の鉄濃度は高くはなりません。

コラム4　母乳だけではほんとうに鉄は足りなくなる？

　以前から栄養状態の悪い発展途上国の母乳栄養児に貧血が多いと報告されています。その理由として、母親の栄養状態が悪く、赤ちゃんが胎内で受け取ることのできる鉄が少ないからと考えられてきました。

　私たちが3年間で3500名の赤ちゃんの貧血の状態を調べてみたところ、9カ月時の赤ちゃんでは、母乳＞混合栄養＞育児用ミルクの順に貧血になりやすいことがわかりましたが、赤ちゃんの貧血と妊娠中の母親の貧血との間に関係はありませんでした[*27]。つまり、授乳中だけではなく、妊娠中に母親が一生懸命鉄分を摂っても、赤ちゃんの乳児期の貧血にはあまり影響しないということになります。栄養状態のよい日本でも、母乳だけでは乳児期後期の貧血のリスクが高くなるため、離乳食で鉄を多く含む食材を積極的に取り入れるようにしましょう。赤ちゃんの貧血が心配なときは、気軽に小児科医に相談してください。

聖路加国際病院　小児科副医長　平田　倫生

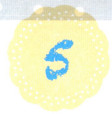

母乳に不足しがちなもの(3) ビタミンD

ビタミンDが不足すると、"くる病"などの骨の成長障害を引き起こす可能性があります。くる病は2010年頃から急激に増加しています。

1 増加する"くる病"

母乳に不足しがちな栄養素の三つ目はビタミンDです。

2013年10月、NHKニュース『おはよう日本』で「乳幼児の骨に異変 増える"くる病"」というタイトルで放送され注目されました。

くる病は、日本では戦後の栄養不足のときに認められた過去の病気と考えられていましたが、2010年頃から急激に増加し、最近ではごく当たり前のようにみられるようになりました［図1-2］。同様に世界においても2000年頃から報告が増えています。[*28]

[*29]

1歳以降の乳幼児の足がO脚になるのが特徴ですが、それにより歩行開始が遅くなったり、歩行異常がみられることや、身長の伸びが悪いことで気づかれる場合もあります［図1-3］。

2 骨の成長に欠かせないビタミンD

くる病の原因となっているのはビタミンD欠乏症です。ビタミンDは腸からカルシウムを吸収し体の中のカルシウムを維持する作用があるため、骨の成長には欠かせないものですが、これが欠乏することで骨が軟らかくなり成長障害が起こります。

NHKの番組内で紹介された東京大学のデータでは、日本の子ども（0歳～12歳）の4割にビタミンDが足りていませんでした。

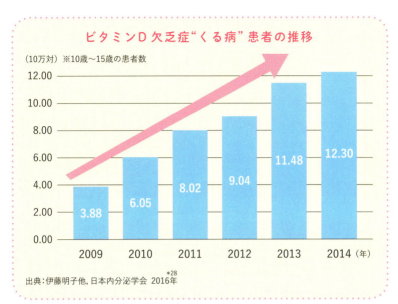

[図 I-2]

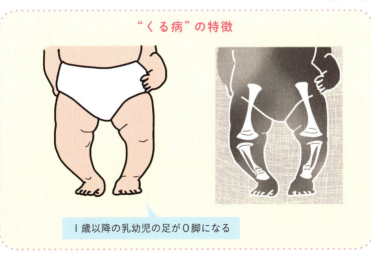

[図 I-3]

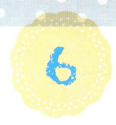

ビタミンD欠乏の原因と摂取方法

ビタミンDの不足は、極端な紫外線対策と、母乳栄養および食事制限や偏食が原因と考えられます。1日の摂取量を知って、適切に摂るように心がけましょう。

１ 紫外線を浴びなくなったことが原因の一つ

ビタミンDが足りなくなるのは、なぜでしょうか。

ビタミンDを摂取するためには、

(1) 紫外線により皮膚から合成される経路
(2) 口から摂取する経路

の2通りがあります。

(1)が低下した原因としては、欧米では皮膚がんに対する予防から、紫外線対策が極端に行われるようになり、その流れが日本にも入ってきたこと（本来、白人と黄色人種では皮膚がんの発生率は異なります）が考えられます。

また、しみ・しわ対策としての日焼け止めの普及、子どもたちが室内でゲームをする機会が増え、外遊びが減少したことなどが考えられます。1998年からは、母子健康手帳から"日光浴"という言葉がなくなり"外気浴"が推奨されるようになりました。

２ もう一つの原因は母乳と食事

(2)の経口摂取量の低下の原因としては、母乳栄養の普及や食物アレルギー対策による食事制限や偏食が原因となっていると考えられます。

特に母乳栄養に関しては、最近いくつかの報告がみられます。4歳までの290名の健康な子どもを対象にした検討では、完全母乳で育った乳児において離乳食開始前に75％が、また離乳食開始以降も14.5％が、ビタミン

D不足（欠乏）であったと報告され、ほぼ完全母乳の155名を対象とした青森県八戸市からの発表では、ビタミンD不足が91.0％、欠乏（不足より値が悪い）が61.9％にみられ、骨のくる病変化が19.7％に認められたと報告されています[*30][*31]。

また、166名のビタミンD欠乏性くる病の成因の検討では、母乳栄養が背景にあるものが多く（73％）、それに日光浴不足、食物アレルギーでの食事制限、離乳食開始の遅れなどの要因が加わることにより、くる病を発症している例が多いと報告されています[*32]。

③ １日にどれくらい摂ればいいの？

［図1-4］に"各国のビタミンDの１日摂取推奨量"を示しました。米国やおもなＥＵ加盟国では10μg、フランスでは骨の発育が活発な０～１歳を20～30μgとしていますが、日本では０～１歳でさえ５μgと推奨量が低く設定されています（「日本人の食事摂取基準2015年版」厚生労働省）。これは東洋人ではビタミンDが少なくても大丈夫というわけではなく、他国と同様に推奨量を高く設定しても目標に達することが難しいからだと思われています（方法がないから必要な推奨量を低くするというのは、本来おかしいことですが）。もし、１日10μgを摂取するとなると、母乳を通常の10～20倍飲まないと推奨量には達しません。

各国のビタミンDの１日摂取推奨量

米国、おもなＥＵ加盟国
　　０歳～18歳：10 μg
フランス
　　０歳～１歳：20～30μg　　　１歳～20歳：5 μg
日本
　　０歳～１歳：5 μg　　　　　　１歳～14歳：2～5 μg

［図1-4］

このように、これまでは日本において母乳栄養の赤ちゃんがビタミンDを有効に摂取することが難しい状況でしたが、2014年にやっとビタミンDのサプリメント（栄養補助食品）が発売されました（森下仁丹：ベビーディー BabyD®）。裏を返せば、米国やＥＵ諸国では以前からビタミンDのサプリメントが購入できるため、１日10μgの目標摂取量を摂ることができるのです。くる病予防としての国際コンセンサス勧告では、１日に10μgのビタミンDを哺乳方法にかかわらず生まれた直後から生後12カ月まで補充することを勧めています。*33

④ ビタミンDの摂取方法

　必要なビタミンDを摂取するためには、栄養別に摂取する方法を考えたほうがよいでしょう［図Ⅰ-5］。*34, 35

　栄養のほとんどが人工栄養の場合（①）、育児用ミルクにはビタミンDが補われているため、生後早期からのサプリメント（栄養補助食品）は使用しなくても大丈夫です。散歩をするときには適度な日光浴を心がけ、離乳食を開始したらビタミンDが豊富な食材を使用するのがよいでしょう（第２部第４章４「食物アレルギー、鉄欠乏性貧血、ビタミンD欠乏を考慮した離乳食の進め方」P.293参照）。

　一方、混合栄養や完全母乳栄養の場合（②）は、生後１カ月頃からサプリメント（BabyD®）を使用しましょう。母乳と育児用ミルクの割合にもよりますが、混合栄養なら１日に２〜４μg（BabyD®を１〜２滴）、完全母乳

ビタミンDの栄養別摂取方法
①人工栄養（育児用ミルク）
・離乳食開始までは、特別な対応はなし
・離乳食開始頃より日光浴を取り入れる
・ビタミンDが豊富な離乳食を考慮する

②混合栄養と完全母乳
・生後１カ月頃からサプリメントを使用する
・早い時期から日光浴を取り入れる
・ビタミンDが豊富な離乳食を考慮する

［図Ⅰ-5］

栄養なら4〜8μg（BabyD®を2〜4滴）がよいでしょう。比較的早期から日光浴を心がけ、離乳食を開始したらビタミンDが豊富な食材を使用するのは人工栄養の赤ちゃんと一緒です。ビタミンDの過剰摂取は高カルシウム血症を生じるため注意が必要ですが、健康障害を未然に防ぐ1日の耐用上限量は25μg（BabyD®で12.5滴）なので、あまり神経質にならなくても大丈夫です。

ビタミンDを紫外線による皮膚からの合成で得るためには、日光浴として関東地方で夏は5〜15分、冬は1時間程度でよいようです。これは衣服を着けた状態でも、ベビーカーから手足をちょっと出して日焼けをしない程度の日を浴びるだけでも大丈夫です。夏は午前10時〜午後4時くらいの日差しの強い時間帯は避けましょう。

コラム5　ビタミンDはお母さんにも！

大人においても、ビタミンD欠乏はたくさんの病気の発症頻度のリスクを増やすということが報告されています［図1-6］。お母さんたちも"美白"のために極端に紫外線を避けるのは考えものです。お子さんと一緒にサプリメント（栄養補助食品）を飲むのも一つの手かもしれません。

また、日本人の妊婦さんでは90％がビタミンD欠乏であるとの報告もあります。母親のビタミンDは胎児にも移行し、母と児のビタミンD濃度は相関することがわかっています。妊娠中からビタミンD摂取を心がけてください（第2部第1章1「(4)ビタミンD」P.200 参照）。

成人におけるビタミンD欠乏の影響

- 糖尿病、自己免疫性疾患、統合失調症の発症
- 大腸がん、乳がん、前立腺がんとの関連
- "心血管疾患"総死亡率の上昇

［図1-6］

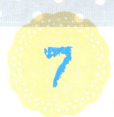

赤ちゃんの体重増加の目標は？
ー母子健康手帳の発育曲線を活用しよう！ー

赤ちゃんの体重増加は、母子健康手帳の"発育曲線"を参考に確認します。「増えすぎる」あるいは「なかなか増えない」など、気になるときは、かかりつけ医に相談しましょう。

① 発育曲線で体重と身長の増加をチェック

赤ちゃんの体重増加は、どれくらいを目標にすればいいでしょうか。

母子健康手帳の後ろに付属している"発育曲線"を参考にしてください［図Ⅰ-7］。出生後から6歳までの身長、体重の推移が曲線として示されています。曲線の下限は標準体重の3パーセンタイル（-2SD以下）、曲線の上限は標準体重の3パーセンタイル（+2SD以上）となり、全体の3％ずつの赤ちゃんがいることになり、この曲線の上下の間が平均的な目標値と考えていいでしょう。

この曲線は厚生労働省が平成22年度に調査した結果から作成されたもので、完全母乳、混合栄養、人工栄養（育児用ミルク）で育ったすべての赤ちゃんが含まれています。

日本の男児のおおよその平均体重である3000gで出生した男児が、仮にそのまま平均体重で大きくなっていった場合の体重の推移を（×）で示しました［図Ⅰ-7］。生後1カ月では4kg、2カ月では5kg、3カ月では6kg強と、生後3カ月までの1日体重増加は30〜35g程度で、月に1kg程度増えていくことになります（1kg／月増やすことが目標ということではありません）。

母乳がよく出ているお母さんの中には、生後1カ月、2カ月の体重増加が多く、曲線の上限（＋2SD）を超えてしまうことが時々あります。この場合でも生後4カ月以降からは体重増加が緩やかになることが多いので、一般的には哺乳量を減らす必要はないでしょう。

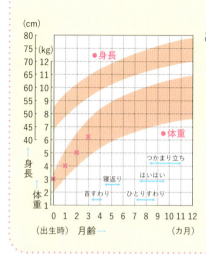
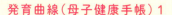

[図1-7]

② 体重がなかなか増えないとき

体重の増加が少ない赤ちゃんはどうでしょうか。次ページの［図1-8］に、3000ｇの赤ちゃんが１日体重増加20ｇで育っていった場合の推移を（×）で示しました。発育曲線では下限値のギリギリになってしまいます。しかし、完全母乳で育った赤ちゃんは、混合栄養、育児用ミルクで育った赤ちゃんより一般的に体重増加が緩やかであることから、母乳栄養のみで育った赤ちゃんでつくった発育曲線では下限（-2SD）範囲以内になります。
[*37]

ちなみに、"日本母乳の会"の体重増加の下限は15～20ｇ／日と提唱されています。[*38] 体重増加が少ないときには、なんとなく「発達に影響はないか？」と不安になることがあるかもしれませんが、生後８週間と生後６カ月で体重増加が最も大きかったグループと最も少なかったグループで認知能力を比較した検討では、両グループに差がなかったと報告されています。[*39]

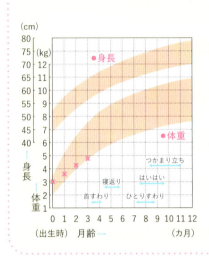

[図 I-8]

　体重増加が少ないときの対応には、これをしなければならないといった絶対的な方法はないと思います。
「体重は少し少ないけれど、母乳で育てたい」「ちょっと心配なので、少し育児用ミルクを足してみよう」など、いろいろな考え方があります。まずは発育曲線で体重、身長、頭囲の推移を観察しましょう。もし栄養不良となった場合、その影響は"体重"⇒"身長"⇒"頭囲"の順に現れますので、身長の伸びも緩やかになってきたら、慎重に経過をみていく必要があります。
　私の恩師の一人である日本赤十字社医療センター新生児科元部長の川上義先生は、日本小児科医会総会フォーラムの教育講演の中で「生後3カ月までの1日体重増加の下限値は20〜25ｇ程度」とお話しされていたことを記憶していますが、私も20ｇ／日以上の体重増加が得られているほうが安心して育児が行えると思います。

母乳でも育児用ミルクでも、体重増加に不安が生じたら、出産病院や地域の助産師、かかりつけ医にまずは相談してください。

> **コラム6** 育児は楽しく！
>
> 　1カ月健診でお母さんと顔をあわせたとき、うつむき加減でなんとなく元気がない人がいます。「赤ちゃんの体重増加は17g／日……」と話をしても声が小さいようです。
> 「1日の哺乳回数は？」と聞くと「14～15回」との返答です。睡眠時間も少なく、疲れてしまっているのだと思い「育児は楽しいですか？」と尋(たず)ねると、急に泣き出してしまいました。"どうしても母乳栄養で"という重圧に押しつぶされてしまっているのでしょう。このようなときは、育児用ミルクを加えることをお勧することが多いです。育児が楽しくなければ、赤ちゃんとの関係も悪くなってしまいますよね。
> 　14～15回の哺乳回数でも「楽しいですよ！」と返答があるお母さんには、「頑張ってください！」と声をかけています。

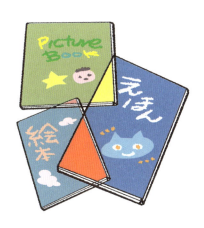

第 **2** 章

赤ちゃんの皮膚を
どう守るの？

皮膚(ひふ)の表面には、体の中に異物が入り込むのを防ぐ"バリア機能"があります。ところが、赤ちゃんの"皮膚のバリア機能"はお年寄りと同じくらい弱いので、アレルギーの原因となる異物（アレルゲン）が侵入しやすく、皮膚の炎症を起こしやすいのです。赤ちゃんの"皮膚のバリア機能"を高めてあげることで、アトピー性皮膚炎の発症を減らすことができます。

1 乳児湿疹とアトピー性皮膚炎

乳児湿疹は生後1カ月頃から顔にみられる湿疹で、お母さんからのホルモンが原因と考えられています。生後4カ月以降に体や手足に湿疹が広がり、かゆみをともなえばアトピー性皮膚炎が疑われます。

① 乳児湿疹とは

1カ月健診でお母さんから一番多い質問は、赤ちゃんの皮膚に関してではないでしょうか。ちょうどこの頃から赤ちゃんの顔や胸に湿疹が目立つようになってくるからです。

生後1カ月頃から認められる湿疹を総称して"乳児湿疹"といいますが、これには"新生児挫創"と"脂漏性湿疹"が含まれます。

新生児挫創は、おもに頬や額、前胸部に認められる赤いプツプツとした芯のある湿疹で、いわゆる"赤ちゃんニキビ"と呼ばれているものです。

脂漏性湿疹は、まゆ毛や耳、頭皮にも認められる黄色調の湿疹で、文字通り脂が漏れるようにベトベトしたり、黄色い塊のゴワゴワしたものになります。乳児湿疹の原因は、妊娠中や母乳から移行するお母さんからのホルモンの影響だと考えられていますので、誰にでも認められる湿疹です［図2-1］。

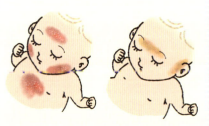

乳児湿疹とは

生後1カ月くらいから頬や額、前胸部に認められる赤いプツプツとした芯のある湿疹（新生児挫創、左）とまゆ毛、耳にかけて認められる黄色調の湿疹（脂漏性湿疹、右）

［図2-1］

赤ちゃんに湿疹がみられると、お母さんから「アトピーではないですか？」とよく聞かれます。アトピー性皮膚炎もちょうどこの頃から認められることが多いため、当然生じる疑問なのです。では、乳児湿疹とアトピー性皮膚炎はどのように区別（鑑別）すればいいのでしょうか？

② アトピー性皮膚炎

　結論からいうと、生後1〜2カ月の時点で乳児湿疹とアトピー性皮膚炎を明確に区別することは難しいのです。欧米では赤ちゃんの湿疹を"乳児湿疹""アトピー性皮膚炎"と分けて表現することはなく、単に"湿疹（eczema）"と呼んでいます。

　ただアトピー性皮膚炎には特徴があるので、その後の経過をみていけば大まかに診断することはできます。アトピー性皮膚炎の特徴は乳児湿疹と同様に、頬や額、前胸部の湿疹から始まりますが、徐々に体幹や手足にも広がっていきます［図2-2］。

　また、乳児湿疹は生後1〜3カ月くらいがピークで、その後はよくなっていきますが、アトピー性皮膚炎は生後4カ月以降も続きます。さらに、かゆみ（掻痒感）が認められることが多いため、母乳を飲むときにお母さんのおっぱいに顔をすり寄せてきたり、オムツを替えるために横にすると体をよじって背中をこするような動作をすることがあります。

　つまり、生後4カ月を過ぎて、湿疹が全身に広がり、かゆみをともなうときはアトピー性皮膚炎が疑われます。*1

赤ちゃんのアトピー性皮膚炎の特徴

(1) 生後4カ月以降になっても湿疹が続く
(2) 顔や前胸部から始まった湿疹が、徐々に体幹や手足に広がっていく
(3) かゆみ（掻痒感）をともなうことが多い

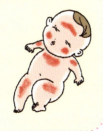

［図2-2］

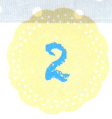

アトピー性皮膚炎の原因は？

アトピーの原因は、①皮膚が炎症を起こしやすい"アトピー素因"をもっていること、②"皮膚のバリア機能"が低下していること、が考えられます。赤ちゃんは、お年寄りと同じくらい皮膚のバリア機能が弱いので注意が必要です。

① アトピー素因

アトピー性皮膚炎の原因の一つは、皮膚が赤く腫れる炎症を生じやすい"アトピー素因"をもっていることです。

アトピー素因というのは、お父さんやお母さん、兄弟に気管支喘息、アレルギー性鼻炎（花粉症）、アトピー性皮膚炎などのアレルギー疾患をもっている人がいる、つまり家族歴・遺伝的要因としてアレルギーを起こしやすい体質が家族内にあるということです［図2-3］。

② 皮膚のバリア機能が低下

もう一つの原因は、"皮膚のバリア機能"が低下していることです。健康な皮膚では皮膚表面の角質層に十分な保湿成分（ケラチンやフィラグリン）や油分（アミノ酸やセラミドなど）をもっていて、"皮膚のバリア機能"の働きにより外からのさまざまな物質（ダニ、ハウスダスト、食べ物のかすなどの異物）の侵入を防いでくれています。

ところが、"皮膚のバリア機能"が低下していると、アレルギーの原因となる異物（アレルゲン）が侵入しやすくなり、汗などの刺激にも弱くなるため皮膚の炎症が生じやすくなると考えられています。

赤ちゃんの皮膚は一見みずみずしいように見えますが、"皮膚のバリア機能"はお年寄りと同じくらい弱いことがわかっています［図2-4］。

アトピー性皮膚炎の原因

(1) **家族歴・遺伝的要因（アトピー素因）**
　家族内に気管支喘息、アレルギー性鼻炎（花粉症）、アトピー性皮膚炎などのアレルギー疾患保持者（アレルギーを起こしやすい体質）がいる。IgE抗体を産生しやすい体質（Ⅰ型アレルギー）。
　※Ⅰ型アレルギーには、アトピー性皮膚炎の他、食物アレルギー、気管支喘息、アレルギー性鼻炎（花粉症）などが含まれる。

(2) **皮膚のバリア機能の低下** ［図2-4参照］

［図2-3］

皮膚のバリア機能

肌の水分を保持したり、外部からの異物の侵入を防ぐ機能
赤ちゃんのバリア機能はお年寄りと同じくらい弱い！

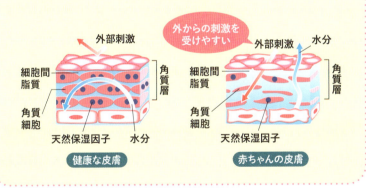

［図2-4］

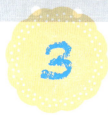

皮膚のケアはどのようにすればいいの？

"皮膚のバリア機能"を高めるためのケアで大切なのは、皮膚を清潔に保つことと適切な保湿剤を使用することです。生後早期から保湿剤を使用することでアトピー性皮膚炎の発症を減少させることができます。

1 皮膚を清潔に保ちましょう

赤ちゃんの"皮膚のバリア機能"を高めるには、まず皮膚を清潔に保つことが大切です。入浴（沐浴）時にしっかり洗浄してあげましょう［図2-5］。石鹸を泡立てて、お母さんの手でやさしく洗ってあげてください。

頭は頭皮専用のシャンプーを使用するのがいいでしょう。首やわきの下、肘や膝の裏などは、皮膚や関節を伸ばして洗いましょう。

最後に石鹸をきちんと洗い流すことも重要です。首や関節などシワのできやすいところは、皮膚を伸ばして手でしっかり洗い流してください。拭き取るとき、特に湿疹が認められるところは、こすらずにやさしくポンポンと押さえるようにしてあげたほうが皮膚への刺激が少なくてすみます。湯温は38〜39℃くらいで、夏は低め、冬は高めがいいでしょう。

2 保湿剤を使用してアトピー性皮膚炎の発症を予防しよう！

赤ちゃんの皮膚のケアには、保湿剤などの外用剤（塗り薬）を使用することも大切です。保湿剤は、1日2回以上、入浴直後（できれば5分以内）と朝に塗布することが推奨されています。顔からつま先まで全身にしっかり塗ってあげてください［図2-5］。

保湿剤といわれる外用剤は、小児科では「ワセリン（プロペト）」や「ヘパリン類似物質油性クリーム（ヒルドイドなど）」がよく使われます。混ぜて使用し、冬の乾燥しやすい時期はワセリン（プロペト）を多めに、

第Ⅰ部　ペリネイタルビジット

暖かくなってきたら少なくして調節したり、夏の暑い時期には「ローション」や油性分のない「泡状タイプ」を使用するのもいいでしょう。

保湿剤はたっぷりと塗ってあげましょう。お母さん自身が普段ハンドクリームや化粧品を使う感じの量では少なく、塗った後にティッシュペーパーがくっつくくらいが適当な量です。

バリア機能を高めるための皮膚のケア

(1) 皮膚を清潔に保つ（入浴による洗浄）
- 石鹸を泡立てて使う（頭皮にはシャンプー）
- 手でやさしく洗う
- 関節は皮膚を伸ばす
- すすぎをしっかり
- こすらず、押さえるように拭き取る
- 湯温は38〜39℃くらい

(2) 適切な保湿剤（外用剤）の使用

保湿剤の塗り方

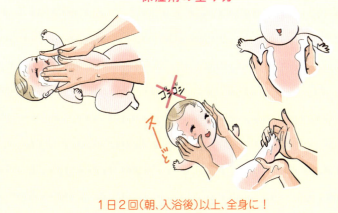

1日2回(朝、入浴後)以上、全身に！

[図 2-5]

> 〈論文〉
>
> アトピー性皮膚炎のハイリスク児（両親のどちらか、または兄弟に既往あり）118名を対象に、生後1週間以内に全身に保湿剤使用を開始した59名と基本的に保湿剤を使用しない（部分的に使用）59名の2群に分類して、生後8カ月の時点でのアトピー性皮膚炎の発症率を比較した。
>
> 118名中47名（40％）がアトピー性皮膚炎と診断され、保湿剤使用群が19名、保湿剤未使用群が28名となり、生後1週間以内に全身に保湿剤を使用した群でアトピー性皮膚炎の発症を減少させることができた。
>
> （J Allergy Clin Immunol 2014）[*2]

この論文から、生後早期から全身に保湿剤を使用することでアトピー性皮膚炎の発症を30～50％減少できることがわかります。

さらに、秋に生まれた赤ちゃんは、乳児期を冬の乾燥しやすい時期に過ごすことになるためアトピー性皮膚炎になりやすいと報告されています。[*3]

保湿剤をしっかり塗っても湿疹が認められるときや、すでにアトピー性皮膚炎と診断された場合は、ステロイド外用剤を使用します（次項参照）。

コラム7　"皮膚のバリア機能"とフィラグリン遺伝子
～ちょっと難しいアトピー性皮膚炎の話～

皮膚表面の角質層は"皮膚のバリア機能"の9割を担っていると考えられています。その角質層を構成する主役がケラチンやフィラグリンといったタンパク質です。フィラグリンはケラチンを凝集させて束ね、角質層内のバリアを強くするとともに、アミノ酸まで分解されると天然保湿因子となり皮膚の水分保持として働きます。

最近、アトピー性皮膚炎とフィラグリン遺伝子異常との関連が報告され、ヨーロッパのアトピー性皮膚炎患者の約4割、日本のアトピー性皮膚炎患者の

2〜3割が遺伝子異常をもっていることがわかってきました。フィラグリン遺伝子異常があれば、フィラグリンの減少や消失を生じ"皮膚のバリア機能"の低下を招きます。

しかし、同時にフィラグリン遺伝子異常をもつ患者さんには北海道と沖縄では割合が異なるなどの地域差があることから、生まれた後の環境もアトピー性皮膚炎の発症に関与していることがわかってきました。

皮膚を清潔に保ち乾燥させないという皮膚のケアにより、アトピー性皮膚炎の発症を防ぎましょう。

東京医科大学小児科思春期科学分野 病棟副医長　三浦 太郎

コラム8　軟膏、クリーム、ローションの違いは？

外用剤を大きく分類すると、「軟膏（油性クリームを含む）」「クリーム」「ローション」の三つのタイプに分かれます。軟膏はおもな基剤（基となるもの）が油性（代表的なものが「ワセリン」）で、クリームは油性と水性の混合、ローションはほとんどが水性となります。また、最近では油性成分が全く含まれない「泡状タイプ」もあります。油性成分が多いほうが"保湿効果"は高くなりますが、その分べたつき感が強くなるので、季節により使い分けるのもいいでしょう。

「ワセリン」には皮膚の表面に油膜をつくって、皮膚の角質層からの水分の発散・乾燥を防ぐ"保湿効果"と、外の刺激から皮膚を守る"皮膚バリア機能強化"の働きがあります。「ヘパリン類似物質油性クリーム」は皮膚の基底層まで作用し、ヘパリンの作用による"血行促進作用（皮膚の新陳代謝を高める）"もあります。

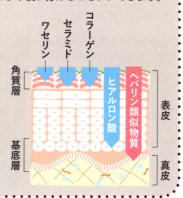

ステロイドは怖くない

「副作用が怖い」「リバウンドがある」「皮膚が黒くなる」などのうわさを聞いて、ステロイドを避けていませんか？ ステロイド外用剤は、適切に使用すれば副作用はほとんど認められない、安全で効果的な薬です。

1 ステロイドについての誤解

ステロイドは、「赤くただれた湿疹」や「ガサガサした湿疹」の治療に使用される最も一般的で効果的な外用剤（塗り薬）です。

以前、赤ちゃんの湿疹にはかゆみ止め成分の入った非ステロイド系（ステロイドの入っていない）外用剤を使用していた時期がありましたが、その後、接触皮膚炎（かぶれ）を起こすことがわかり使用しなくなりました。

現在ではステロイド外用剤のほうが効果的で、むしろ副作用も少ないことがわかっています。ステロイドは全世界で使用されている"標準的な医療"となっています。*1

ただ、ステロイドと聞くと抵抗のある方もいるかもしれません。例えば、「顔が丸くなる」「骨がもろくなる」「一度使うとやめられなくなる」「リバウンドがあり、かえって悪くなる」などという"うわさ"を見たり聞いたりするからです［図2-6］。

ステロイドについての"うわさ"

- ✗ 怖い!?
- ✗ 顔が丸くなったり、骨がもろくなる
- ✗ 一度使うとやめられなくなる
- ✗ リバウンドがあり、かえって悪くなる
- ✗ 皮膚が黒くなる

適切な使用方法なら絶対に起こらない

［図2-6］

また、「ステロイドを塗ると皮膚が黒くなる」という話も耳にします。皮膚は正常な反応として、かゆみをともなう湿疹などの炎症が生じると、まず赤くなります。そして、その赤みの炎症が治る過程で"炎症後色素沈着"という皮膚が黒くなる反応を生じるのです。皮膚症状が改善する過程で皮膚が黒くなることがあるのは当然なのです。

② ステロイドってどんな薬？

　ステロイドは、そもそも人の副腎という臓器から分泌されているホルモンで、人が生きていくうえで欠かせない物質です。これを、薬としてつくったものがステロイド（内服薬、外用剤）となります。

　ステロイドには免疫抑制作用、代謝作用、抗炎症作用などがあります。

　臓器移植後、リウマチ、腎疾患などでは、内服や点滴により全身投与が行われると、糖尿病、骨粗鬆症（骨がもろくなる）、高血圧、感染症にかかりやすいなどの副作用が認められることがあります。そのため、怖い薬だと思われてしまうことが多いのですが、外用剤では体に吸収される量はきわめてわずかなので、これらの副作用を心配する必要はありません［図2-7］。ただし、強いステロイド外用剤を長期間使用すれば、皮膚が薄くなる、血管が拡張し皮膚が赤くなる、塗ったところに感染を生じやすくなるなどの副作用が認められることがあるので、医師の指導のもと適切に使用することが大切です。

ステロイドとは？

- 副腎という臓器からつくられるホルモンの一種（ステロイドホルモン）を合成してつくったもの
- 免疫抑制作用、代謝作用、抗炎症作用
- 臓器移植後、リウマチ、腎疾患での「全身投与」では副作用の心配
- 外用剤などの局所療法では、適切に使用すれば問題になることはほとんどない

［図2-7］

第2章　赤ちゃんの皮膚をどう守るの？

ステロイド外用剤の種類と使い方
－プロアクティブ（Proactive）療法とは？－

ステロイド外用剤の使い方は、①部位により強弱をつけて使用する、②しっかり続けて使用する、③よくなっても急にやめない、ことが大切です。皮膚の状態に合わせて塗る間隔を調整する"プロアクティブ療法"がアトピー性皮膚炎治療での主流となっています。

① ステロイドの種類と使い方の注意点

ステロイドは強さにより5つのランクがあり、最も強い1群（ストロンゲスト）から最も弱い5群（ウィーク）に分類されています。4群（ミディアム）には、「ロコイド」「キンダベート」「リドメックス」など、比較的よく耳にするものが含まれ、3群（ストロング）には「リンデロンV」が属しています［表2-1］。

ステロイド外用剤の使用方法として大切なことは、次の3点です。

①部位により強弱をつけて使用する

②しっかり続けて使用する

③よくなっても急にやめない

ランク	商品名
1群（ストロンゲスト）	デルモベート、ジフラール、ダイアコート
2群（ベリーストロング）	フルメタ、アンテベート、マイザー、リンデロンDP、トプシム、ビスダーム、ネリゾナ、パンデル
3群（ストロング）	リンデロンV（デルモゾール）、ボアラ、フルコート、メサデルム、エクラー、ベトネベート
4群（ミディアム）	ロコイド（アポコート）、キンダベート（キンダロン）、リドメックス、アルメタ、レダコート
5群（ウィーク）	プレドニゾロン、サンテゾーン、ネオメドロールEE、オイラックスH

ステロイドの種類［表2-1］

② 体の部位に合ったステロイドを使用する

赤ちゃんに使用するステロイド外用剤は、ほとんどの場合4群（ミディアム）で大丈夫なことが多いのですが、ステロイドの皮膚への吸収率は、手足→体幹→顔（額→頬）の順番に高くなるため、それぞれの場所に合ったものを使用することが重要です。

頬は額の1／3程度、体は顔の1／10程度、手足は顔の1／50程度の吸収率です。つまり、同じ程度の湿疹が認められた場合、手足には強めのステロイドを使用し、頬には弱めのステロイドを使用します［図2-8］。

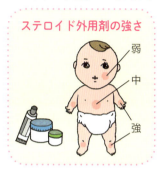

［図2-8］

③ ステロイドを塗る量

ステロイドを塗る量に関しては、「1 FTU（Finger Tip Unit、ワンフィンガー・ティップ・ユニット）」といわれる方法があります。人差し指の一関節分の軟膏量で、両手のひら分の面積が塗れるという方法です［図2-9］。

特に体や手足などの広い部分に塗るときはこの1 FTUを意識して塗るようにしてください。量が多すぎたり、極端に少ない場合も十分な効果が得られないことがあります。

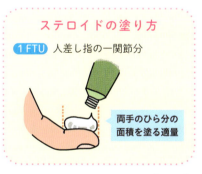

［図2-9］

④ 続けて使用し、よくなっても急にやめない

ステロイドは「塗るとよくなるけど、やめると悪くなる」とよくいわれます。ステロイド外用剤を数日間使用して、皮膚の赤みが消えたり、

ざらざらした感触がなくなったからと急に塗るのをやめてしまうと、しばらくしてからまた同様の症状が出てきてしまうからです。

皮膚には厚みがあるため、皮膚の表面だけ炎症がとれてよくなっても、皮膚の中までは改善されていないため、すぐにまた症状が出てきてしまうのです。ステロイド外用剤の基本的な使い方は、よくなってもすぐにやめずに、ある程度長い期間塗り続けることが大切です。

⑤ リアクティブ療法とプロアクティブ療法

ステロイド外用剤の一般的な使用法は、湿疹の悪い急性期には1日2回の塗布から開始します。1日2回の塗布で改善がみられないときは、一時的にもう1ランクまたは2ランク強いステロイドを使用してもいいでしょう。数日間ランクの高いステロイドを使用してよくなったら、元のランクに戻します。さらに1日2回でよくなれば、1日1回に減らしてしばらく続けます。それでも調子がよいときは、ステロイドを中止として保湿剤だけで経過をみる方法があります。そして、しばらくして悪くなったときにステロイドを再開する、というような治療を"リアクティブ（Reactive）療法"といいます。つまり、リアクティブ療法とは、一定期間ステロイドを使用し、よくなったらやめて保湿剤だけで経過をみる方法です［図2-10］。湿疹が軽い場合は、この方法でも十分に湿疹を管理することができます。

これに対し、1日2回の塗布でよくなったら、1日1回に減らし、それで調子がよいときでもステロイドをやめずに、隔日（1日おき）に塗布する方法があります。さらにそれでよければ2日おき、3日おきとし、間隔をあけて悪くなるようなら、また隔日（1日おき）、毎日に戻すというように皮膚の状態に合わせて塗る間隔を調整します。最終的に1〜2週間に1回塗ることにより湿疹が悪くならない状態が続けられることもあります。このような治療を"プロアクティブ（Proactive）療法"といいます。つまりプロアクティブ療法は、湿疹が悪くならない最小限のステロイドを継続使用していく治療法で、最近のアトピー性皮膚炎治療では主流になっ

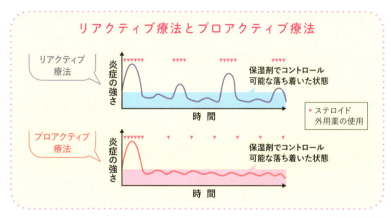

[図 2-10]

ている方法です。湿疹が悪い場合は、この方法がとても有効となります。プロアクティブ療法を行ったほうが、湿疹やかゆみの治療効果が長期間維持できることや、湿疹が再度悪くなる確率が半分以下になることが報告されています。[*4][*5]

リアクティブ療法がいいか、プロアクティブ療法がいいかは、赤ちゃんの皮膚の状態や湿疹の重症度により異なります。実際の塗り方は、かかりつけの小児科や皮膚科で指導してもらいましょう。

⑥ 赤ちゃんのアトピー性皮膚炎は治りやすい！

都市部における乳幼児健診での生後4カ月〜3歳までの追跡調査に基づく報告によると、生後4カ月健診を受診した乳幼児の16.2％にアトピー性皮膚炎が認められました。しかし、その70％は1歳6カ月健診では治っていました。[*6]

また別の報告では、1歳未満にアトピー性皮膚炎と診断された乳児を4年間追跡した結果、51％で症状が改善し、34％でアトピー性皮膚炎が消失していたと報告されています。アトピー性皮膚炎がよくなるのは2〜3歳から認められ、8〜9歳で50％がよくなり、16歳を過ぎると90％が消失

してしまうとも報告されています。*7

　赤ちゃんのアトピー性皮膚炎は外用剤などを使用し、適切な対処をすればよくなることが多いのです。そして、食物アレルギーにならないためにも、しっかり管理してあげてください（次章「食物アレルギーが心配！」参照）。

> **コラム9　アトピービジネスとは？**
>
> 　アトピー性皮膚炎の治療に関しては、特にいろいろな情報があふれています。最近では少なくなりましたが、いわゆる"アトピービジネス"といわれるものや"民間療法"には注意が必要です。
> 「ステロイドを使用してかえって悪くなった」というような体験談が出ています。原因はステロイドを使用したからではなく、ステロイドを"適切に"使用しなかったからでしょう。重症の湿疹なのに悪いときだけ強いステロイドをちょっと塗って、よくなったらすぐにやめてしまう……このようなことを繰り返しているケースが多いのです。これでは、よくならないばかりか結果的に必要以上に多くのステロイドを長く使用してしまうことになります。

> **コラム10　大人のアトピー性皮膚炎**
>
> 　赤ちゃんのアトピー性皮膚炎が治りやすいことは本文で説明していますが、大人のアトピー性皮膚炎は全く異なります。大人のアトピー性皮膚炎は慢性の病気であり根治することは難しく、治すというよりは症状をコントロールして悪くならないように管理するのが治療の目的となります。
>
> 　大人のアトピー性皮膚炎でステロイド治療を急にやめてしまうと、今まで抑えられていたかゆみが急激に強くなり、掻き壊してしまうことなどで肌の状態が急激に悪化してしまいます。ステロイド外用剤に対して「一度使うとやめられなくなる」「リバウンドがあり、かえって悪くなる」などという話が聞かれるのは、このようなことからなのでしょう。

第 **3** 章

食物アレルギーが心配！

「子どものアレルギーが心配で、妊娠中は卵を食べないようにしています」
「卵アレルギーが心配なので、離乳食での開始を遅らせるつもりです」
こんな話を耳にすることがありますが、ほんとうに効果があるのでしょうか？
最近では、全く反対のことが常識となっています。

1 食物アレルギーのウソ、ホント

卵、牛乳、小麦が赤ちゃんの食物アレルギーの3大原因です。では、それらをなるべく食べないほうが、赤ちゃんの食物アレルギーを防ぐことになるのでしょうか？ 科学的根拠にもとづいて判断しましょう。

① 増える食物アレルギー

食物アレルギーは最近10年で報告数が1.7倍に増え、3歳までに16.7％の子どもが食物アレルギーと診断されています[*1,2]。1歳未満の赤ちゃんが食物アレルギーを生じる"3大原因"は、鶏卵［ニワトリの卵］(57.6％)、牛乳(24.3％)、小麦(12.7％)で、原因食物の90％以上を占めています[*3][表 3-1]。つまり、赤ちゃんの10人に1人が卵アレルギー、20人に1人が牛乳アレルギー、40人に1人が小麦アレルギーになってしまうということです。

生まれて初めて食物アレルギーが疑われるのは、「離乳食で卵を食べてしばらくしたら顔が腫れた、体に湿疹が出た、嘔吐した」などの症状が現れた場合です［表 3-2］。

卵アレルギーが心配で、「妊娠中に卵を食べるのを控えていた」「授乳中にもなるべく食べないようにしている」、さらに「離乳食での卵の開始を遅くしようと思っている」などとおっしゃるお母さんがいます。しかし、最近ではこのような考え方には科学的根拠はなく、間違っていることがわかりました［図 3-1］。

卵アレルギーが心配なので…

✗ 妊娠中のお母さんの食事制限
✗ 授乳中のお母さんの食事制限
✗ 離乳食開始を遅らせる

科学的根拠なし！

［図 3-1］

	0歳	1歳	2-3歳	4-6歳	7-19歳
1	鶏卵 57.6%	鶏卵 39.1%	魚卵 20.2%	果物 16.5%	甲殻類 17.1%
2	牛乳 24.3%	魚卵 12.9%	鶏卵 13.9%	鶏卵 15.6%	果物 13.0%
3	小麦 12.7%	牛乳 10.1%	ピーナッツ 11.6%	ピーナッツ 11.0%	小麦 9.8%
4		ピーナッツ 7.9%	ナッツ類 11.0%	魚卵 9.2%	鶏卵 9.8%
5		果物 6.0%	果物 8.7%	そば 9.2%	そば 8.9%

食物アレルギー：新規発症の原因食物 [表 3-1]

	症 状
皮膚	湿疹、じんましん、搔痒（かゆみ）
粘膜	眼：結膜充血・浮腫、眼瞼浮腫、搔痒、流涙 鼻：鼻汁、鼻閉、くしゃみ 口：口腔・咽頭・口唇の腫脹や違和感
呼吸器	咳、喘鳴（ゼロゼロする）、呼吸困難、チアノーゼなど
消化器	悪心、嘔吐、腹痛、下痢、血便
神経	活気の低下、頭痛、不穏、意識障害など

食物アレルギーによる症状 [表 3-2]

2 食べないほうがアレルギーにならない？

ピーナッツアレルギーに対する米国の2000年の診療指針では、妊娠中・授乳中にピーナッツを「食べるのを控える」ことを推奨しましたが、その後の研究で「食べないほうがアレルギーになりやすい」と、逆の結論が出ました。

① 「妊娠中・授乳中に摂取を控える」に根拠がない

欧米では日常の食品として<u>ピーナッツバター</u>が好まれ、離乳食でも一般的に使われてきました。増え続ける食物アレルギーの対応策として、<u>米国小児科学会</u>は2000年に、「妊娠中・授乳中にお母さんがピーナッツ類を食べるのを控えること」「離乳食としてピーナッツバターを使用しないこと」を"診療指針（ガイドライン）"として推奨しました。[*4] 同様に卵や牛乳も摂取を控え、離乳食の開始も遅らせることが勧められました［表3-3］。

しかし、<u>科学的根拠(エビデンス)として十分な論文はなかった</u>ため、ヨーロッパ小児アレルギー学会や世界保健機関（WHO）などでは、このような推奨は行われませんでした。ただし、日本にはこの米国小児科学会の指針が広ま

	米国小児科学会 (2000)	ヨーロッパ小児アレルギー学会(1999)	世界保健機関(2004)
妊娠中の食物除去	ピーナッツで推奨	推奨しない	推奨しない
授乳中の食物除去	ピーナッツ その他（卵、牛乳、魚）も考慮	推奨しない	推奨しない
離乳食の導入	牛乳　12カ月 卵　24カ月 ピーナッツ・魚　36カ月	すべて5カ月から	すべて5カ月から

根拠ない総意

診療指針（ガイドライン）［表3-3］

り、前項のお母さん方の考え方につながっていると考えられます。

② 摂取しなくてもアレルギーは増えた

ところが、その後ピーナッツアレルギーの患者数がさらに増加してしまいました。

2002年には「妊娠中の食物除去は子どものアレルギー疾患を予防することに有用はなく、母親と胎児の栄養状態に悪影響を及ぼす[*5]」、2003年には「母親のピーナッツ摂取と子どものピーナッツアレルギー発症に関連はない[*6]」などの報告の影響もあり、米国小児科学会は、2008年1月の診療指針（ガイドライン）において、2000年の推奨を科学的根拠（エビデンス）のないものと否定することになりました。[*7]

そして、同年2008年10月にピーナッツアレルギーの調査で興味深い論文がDu Toit医師たちによって発表されました。これは「離乳食でピーナッツを除去するよりピーナッツを食べたほうがピーナッツアレルギーになりにくい」という内容だったのです。

〈論文〉

イスラエルに住むユダヤ人小児5615人とイギリスに住むユダヤ人小児5171人にピーナッツアレルギーに関する調査を行った。

生後9カ月までにピーナッツを与える頻度はイスラエルで69％、イギリスでは10％、さらに生後8〜14カ月のピーナッツ蛋白摂取量はイスラエルで7.1g／月、イギリスで0g／月で、イスラエルで有意にピーナッツ摂取量が多かった。

ところが、ピーナッツアレルギーになった子どもの頻度はイスラエルで0.17％、イギリスでは1.85％とイギリスで10倍以上のアレルギー発症率であった。このことは乳児期の積極的なピーナッツ摂取がピーナッツアレルギーを予防していることを示唆する。

(J Allergy Clin Immunol 2008)[*8]

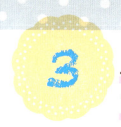

早く食べ始めたほうがアレルギーになりにくい

ピーナッツだけでなく、卵や牛乳も、離乳食として遅く開始するのではなく、早く食べ始めたほうがアレルギーになりにくいという研究結果が報告されています。早めに摂取したほうが、体にとって必要なものと認識しやすいようです。

1 2000年とは全く逆の診療指針（ガイドライン）

Du Toit医師たちは、2008年の報告をもとに2015年に大規模な研究を行いました。この研究では、重症湿疹や卵アレルギーを認める生後4～11カ月の乳児640名を対象に、離乳食としてピーナッツを食べさせたグループと食べさせないグループに分けて検討を行い、食べさせたグループで有意にピーナッツアレルギーの発症が抑えられることを示しました。[*9]

同年、この報告を受けて米国小児科学会を含む世界10学会は、共同声明として「ピーナッツを遅く開始するとピーナッツアレルギー発症のリスクを増やす可能性がある」「ピーナッツアレルギーが多い国では、乳児期早期から離乳食としてピーナッツを含む食品を摂取することを推奨する」と2000年の診療指針（ガイドライン）とは全く逆の報告をしています。[*10]

2 卵、牛乳も早く食べ始めたほうがいい

さらに卵に関しても「離乳食として卵を生後4～5カ月に始めた赤ちゃんと比べ、10～12カ月に始めた赤ちゃんでは、卵アレルギーの発症が5.9倍だった（2010）」[*11]という報告や、「卵を生後4～6カ月に開始すると卵アレルギー発症率が低下する（2016）」[*12]などの報告も認められるようになりました。また、牛乳に関しては「生後2週間以内に育児用ミルク（牛乳のタンパク質が含まれています）を開始した赤ちゃんでは、有意にミルクアレ

ルギー発症率が低かった（2010）[*13]」という報告がみられます。

このように、ピーナッツだけではなく、卵や牛乳でも早く食べ始めたほうがアレルギーになりにくいということがわかってきました。

③ 離乳食の開始は遅くならないように！

英国の大規模研究の結果では、生後3～6カ月の早期に離乳食を開始したグループでは、生後6カ月以降に開始したグループより、食物アレルギーのリスクが67％低くなると報告されました。さらに、卵とピーナッツでは摂取量が多いほど、アレルギー発症率が下がっています。[*14]

離乳食は生後5カ月になったら開始することをお勧めしています。大切なのは卵、牛乳、小麦、大豆などの食物アレルギーを生じやすい食品の開始時期が遅くならないことです（第2部第4章4「食物アレルギー、鉄欠乏性貧血、ビタミンD欠乏を考慮した離乳食の進め方」P.293参照）。

④ 免疫寛容によりアレルギーを起こしにくくする

なぜ早く食べ始めたほうがアレルギーになりにくいのか、その理由は、はっきりとはわかっていません。

胃や腸で食べ物の成分（タンパク質）が分解され、消化吸収されることでアレルギーを起こしにくくすることを"（経口）免疫寛容"といいます。早くに開始することでより体にとって必要なものが認識されるのではないかと考えられています［図3-2］。

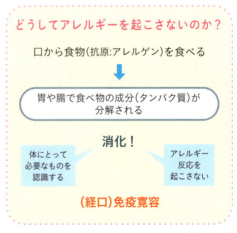

［図3-2］

食物アレルギーの原因とアトピー性皮膚炎との関係は？

食物アレルギーとともに、心配なのがアトピー性皮膚炎です。従来は「食物アレルギーがあるから、アトピーになった」と考えられてきましたが、最近は反対に「アトピー性皮膚炎が、食物アレルギーを誘発する」と考えられています。

1 食物アレルギーの原因の一つにアトピー性皮膚炎が

食物アレルギー発症の原因としては、家族歴や遺伝的要因、皮膚のバリア機能などが関与していることがわかっていますが、中でも乳児期のアトピー性皮膚炎の存在が重要であると考えられるようになりました［図 3-3］。

食物アレルギーの原因（誘因）は？

(1) 家族歴・遺伝的要因
家族内にアレルギー疾患を認める
(2) 皮膚のバリア機能
(3) アトピー性皮膚炎の存在

［図 3-3］

従来は「食物アレルギーがあることがアトピー性皮膚炎の原因になる」と考えられてきました。つまり、食物アレルギーのある赤ちゃんの症状の一つがアトピー性皮膚炎と考えられていたのです。

ところが最近の研究結果から、「アトピー性皮膚炎を含む乳児期の湿疹が食物アレルギーの原因（誘因）になる」という全く逆の病態がわかってきました［図 3-4］。

"アトピー性皮膚炎"と"食物アレルギー"の関連

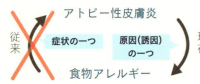

［図 3-4］

② 注意したい皮膚からの感作

 アトピー性皮膚炎と診断された赤ちゃんの血液検査をすると、まだ離乳食で食べたことのない卵の特異的抗体が陽性となることがあります。つまり、卵を食べていないのにすでに"感作"されてしまっていたということです。

 "感作"とは、簡単にいうとアレルギーの原因となるアレルゲン（ハウスダスト、ダニ、食べ物など）が体の中に入って特異的抗体をつくることで、この抗体がアレルギーを引き起こすことになります。

 なぜ、卵を食べたことがないのに感作を受けたのでしょうか？

 実は卵のようにありふれた食物のアレルゲンは、一般家庭のリビングや寝具のホコリの中に含まれています。国立成育医療研究センターの約100件の家庭での調査では、100％の家庭のほこりから卵が検出されていました。[15] 湿疹があると皮膚のバリア機能の低下により食物アレルゲンの感作を受けやすく、湿疹の程度がひどいほど、期間が長いほどその危険性は高くなります。

 2003年には「生後6カ月までのアトピー性皮膚炎が食物アレルギーの一つであるピーナッツアレルギーの発症に関係し、アトピー性皮膚炎の重症度がピーナッツアレルギー発症率に比例する」「ピーナッツオイルによるスキンケアがピーナッツアレルギー発症のリスクであったことから、ピーナッツの皮膚からの感作がピーナッツアレルギー発症の原因の一つである」と報告されました。[16]

 さらに最近「アトピー性皮膚炎の発症時期が早いほど食物アレルギーの発症率が高くなる（2016）」[17]「アトピー性皮膚炎が食物アレルゲンへの感作と食物アレルギー発症のリスクになる（2016）」[18] ことが示されました。

 このようにアトピー性皮膚炎やかゆみのある湿疹を認める赤ちゃんでは、皮膚からダニ、ハウスダスト、食物などのアレルゲンの感作を受けやすく（"経皮感作"といいます）、これにより食物アレルギーを発症しやすいことがわかってきました。

卵アレルギーの予防には、皮膚の管理が重要

食物アレルギーになるべくならないようにするには、どうするのがよいのでしょうか。さまざまな研究から、赤ちゃんの皮膚の管理と、離乳食の開始時期が大切であることがわかってきました。

① 皮膚の管理と離乳食の開始時期が大切

　2017年に国立成育医療研究センターの研究グループから非常に興味深い論文が発表されました。この論文から、「アトピー性皮膚炎（かゆみのある湿疹を含む）を認める児では、離乳食開始前までに保湿剤やステロイド外用剤を使用して湿疹を改善し、離乳食早期から卵の少量摂取を開始すると卵アレルギーになりにくくなる」ことが示されました。

〈論文〉

　生後4～5カ月のアトピー性皮膚炎（かゆみのある湿疹を含む）を認める121名に対し、積極的にステロイドを含む外用剤による治療を行い、離乳食を開始するまでに皮膚の状態を安定させた。121名を二つのグループに分けて、生後6カ月から加熱卵を少量から開始した60名のグループと卵の代わりにカボチャ粉末を開始した61名のグループで、1歳児の卵摂取による卵アレルギー発症を比較した。

　卵を食べたグループの卵アレルギー発症は5名（8％）で、卵を食べない（カボチャを食べた）グループの卵アレルギー発症は23名（38％）となり、卵を早期から食べることで卵アレルギーの発症を80％抑えた。

(Lancet 2017)[19]

② アトピー性皮膚炎と診断されたら、医師と相談して離乳食を開始

　これらの研究結果をもとに、2017年6月に日本小児アレルギー学会から"鶏卵(けいらん)アレルギー発症予防に関する提言"が発表されました。要点は「食物アレルギーを疑われるであろう、アトピー性皮膚炎（かゆみのある湿疹を含む）を認める赤ちゃんは、スキンケア（よく洗って、保湿剤を使用する）やステロイド外用剤を使用し、湿疹のないきれいな肌にする」「離乳食がうまく進んでいれば、アレルギーに精通した医師の指導のもとで生後6カ月頃より微量の加熱全卵を食べ始め、症状が出ないことを確認しながら増量していく」というものです。大切なのは食べ始める前に湿疹がよくなっていることと、医師の指導のもとで行うことです。

（注意）

　上記の提言はアトピー性皮膚炎（かゆみのある湿疹を含む）を認める赤ちゃんが対象となります。また、すでに卵を食べてアレルギー症状の出たことのある赤ちゃんはこの方法の対象にはなりません。

　繰り返しになりますが、アレルギーに精通した医師の指導に従って行うことが大切です。決してご両親の判断で始めないようにしてください。

　アトピー性皮膚炎や湿疹を認めない赤ちゃんは、通常の離乳食の進め方に従って生後5〜6カ月に離乳食を開始してください。ただし、卵、牛乳、小麦などの開始時期が遅くならないようにしましょう（第2部第4章4「食物アレルギー、鉄欠乏性貧血、ビタミンD欠乏を考慮した離乳食の進め方」P.293参照）。

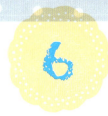

お母さんができる！生まれてすぐに始まるアレルギー対策

アレルギー予防に関しては、世の中にさまざまな情報があふれています。安易に飛びつかず、信頼できる医師などから科学的根拠(エビデンス)に基づく正しい情報を得るようにしましょう。

① 皮膚のバリア機能を高めアレルギーを予防

　アトピー性皮膚炎や食物アレルギーに関しては、第2章と第3章で提示したように最近10〜20年の間に多くの研究が行われ、新しい発見が数多く報告されてきました。そして、それらの病気に関する考え方も大きく変わってきました。現時点でのお母さんが赤ちゃんのためにできる"アレルギー対策"を考えてみます。

　まず、生後早くから"皮膚のバリア機能"を高めるためのスキンケアを始めます。沐浴(入浴)により皮膚を清潔に保ちましょう。保湿剤を全身に1日2回以上しっかり塗布して肌をつるつるにすることで皮膚の乾燥を防ぎます。このようにしてアトピー性皮膚炎の発症を予防します。保湿剤だけでは乾燥が強く、カサカサ・ザラザラした皮膚が認められる、または赤みをともなう湿疹がみられたらステロイド外用剤を併用します。

② 離乳食は5カ月になったら開始

　離乳食は生後5カ月になったら開始し、大豆(豆腐)、小麦(うどん、そうめんなど)、牛乳(ヨーグルト)と進めて、6カ月前後には卵黄、さらに卵白を開始することをお勧めします。「なんとなく心配だから……」とこれらの食品の開始時期を遅らせることのないように心がけてください(第2部第4章4「食物アレルギー、鉄欠乏性貧血、ビタミンD欠乏を考慮した離乳食の進め方」P.293参照)。

離乳食開始前に、赤い湿疹にかゆみをともなう場合やアトピー性皮膚炎と診断された場合は、主治医の先生と卵等の開始時期を相談しましょう。

③ 経皮感作（皮膚感作）と経口感作

　食べ物と赤ちゃんとの関係を示した有名な図があります［図3-5］。食べ物が皮膚につくと"経皮感作（皮膚感作）"を生じ"アトピー性皮膚炎"や"食物アレルギー"の原因になります。食べ物が口から入れば"経口感作"により、腸で消化・吸収が行われアレルギーが生じにくい状態、つまり"（経口）免疫寛容"という状態になるのではないかという仮説です。

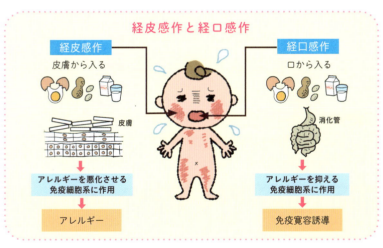

［図3-5］

> **コラム11** ピーナッツアレルギーを認めた1歳児
>
> 開業して間もない頃、ピーナッツを食べた直後に顔が腫れたため、クリニックを受診された1歳の男の子がいました。お父さんはハワイ在住の米国人で、数カ月滞在するためにお母さんの母国である日本に来られたそうです。
>
> 血液検査でピーナッツの特異的抗体がかなり高く出たため、症状と合わせてピーナッツアレルギーの診断となりました。お父さんは「俺はこの子と一緒にピーナッツバターを食べられないのか!?」と、とてもショックを受けられたようで、肩を落として帰られたのがとても印象的でした。
>
> 後にお母さんに聞いてみると、家にはピーナッツバターの大きな缶が置いてあり、毎日のようにお父さんが食べているとのことでした。
> 「お父さんが食べているピーナッツバターのアレルゲンが、経皮感作によりお子さんのアレルギー発症の原因になったと思われます」とはとても言えませんでした。

> **コラム12** 経皮感作と"茶のしずく石鹸"
>
> 経皮感作により食物アレルギーを発症してしまった有名な事例があります。
> 2005年から販売された"茶のしずく石鹸"はテレビCMなどでも紹介され、大変な人気となり2008年にはモンドセレクション金賞を受賞しました。
> ところが、この石鹸を使用した人の中に、顔や目のまわりが腫れる皮膚症状や呼吸困難などのアレルギー症状を訴える人がいることがわかりました。さらに、パンや麺類などの小麦の含まれている食品を食べるとアレルギー症状を認める「小麦アレルギー」を発症してしまう人が報告されました。
> 後の調査で、この石鹸の中には「グルパール19S」という小麦成分が含まれていることがわかり、小麦成分が経皮感作を生じ小麦アレルギーを発症する原因となっていたことが明らかになったのです。[20]

第 **4** 章

予防接種は必要？

予防接種後進国の日本も最近ようやく欧米並みにワクチンの接種(せっしゅ)を受けられるようになってきました。予防接種で得られるメリットと副反応(ふくはんのう)についてよく知り、生後2カ月になったらすぐに予防接種を始めましょう。

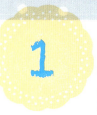

どうして予防接種を受けさせないの？

赤ちゃんを危険な感染症（かんせんしょう）から守ってくれるのが予防接種（せっしゅ）です。ところが、はっきりした根拠がないにもかかわらず、予防接種を否定する人たちがいます。赤ちゃんの命を守るためにも、科学的根拠（エビデンス）に基づいて判断してください。

① 予防接種は副反応が怖い？

クリニックを開業してから、お子さんに全く予防接種を受けさせていないお母さん数人が受診されました。理由を聞いてみると「ワクチンの副反応（ふくはんのう）が怖い」「接種しない権利もあるのではないか」などとおっしゃっていました。

「どんな副反応が怖いのですか？」と聞いてみても、明確な返答はありません。あるお母さんは、以前予防接種を勧めていないクリニックに通院されていて、そこの先生から「ワクチンを接種すると自分で免疫（めんえき）をつける力が落ちてしまう」と言われたそうです。そのお母さんの仲のよいお友達も皆、お子さんに予防接種を受けさせていないとのことでした。

ここで大切なのは、この本の最初にお話しした"科学的根拠（エビデンス）"です。予防接種を受けないだけの明確な科学的根拠（エビデンス）があるのでしょうか？ お友達から予防接種を否定する情報があったら、どんな副反応が怖いのかなど自分でもその情報の発信元を探してみてください。

「ワクチンを接種すると自分で免疫をつける力が落ちてしまう」などという科学的根拠（エビデンス）は、当然ですがありません。「あれ、おかしいな？ ほんとうかな？」と思ったら、他の小児科医の話も聞いてみてください（"セカンドオピニオン"といいます）。私が予防接種の必要性をお話しさせていただくと、ほとんどの方が理解され、予防接種を始めてもらえます。

❷ 小児科医の子どもは皆ワクチンを接種しています

　予防接種を否定する人たちがいます。ワクチンを否定する本を書いている医師もいます。そのような方に共通しているのは、小児科医ではなかったり、小児科医であっても実際に診療を行っていないと考えられる人、あるいは「重症の患者さんの管理をほとんどしたことがないのでは？」と思われる先生方だということです。実際に診療を行い、感染症による合併症で苦しんでいる子どもたちの診療を数多く経験している小児科医であれば、予防接種の重要性は肌で感じているものです。

　私が非常勤をしている大学の小児科では、小さなお子さんのいる若い先生たちは皆、自分の子どもに予防接種を当然のように行っています。私が今までに出会った小児科医で、自分の子どもにワクチンを受けさせていない先生はいません。皆、自分たちの子どもに行っている有用な"予防医療"を患者さんたちにも勧めているのです。

　私の経験を一つお話しさせていただきます。まだ小児科研修医だった頃、大学病院で当直をしていると救急隊から「けいれんが30分以上続き、意識障害がある」というお子さんの依頼がありました。来院後、腰椎穿刺（背中の腰椎に針を刺して髄液を採取する方法）により髄液検査を行うと、通常は透明な髄液が黄色く濁っています。このお子さんは肺炎球菌による髄膜炎で重度の後遺症を残してしまいました。以前はこのような患者さんを毎年何人も経験することが普通だったのです。当時は「腰椎穿刺ができて一人前の小児科医」といわれることがありましたが、肺炎球菌ワクチンとインフルエンザ桿菌（ヒブ〈Hib〉）ワクチンの普及により髄膜炎は激減したため、最近の若い先生たちは腰椎穿刺をする経験がほんとうに少なくなったと聞いています。それだけワクチンの成果があったということです。

　2019年に世界保健機関（WHO）が発表した"世界の健康に対する10の脅威"の中に、「ワクチン接種への躊躇（hesitancy）」が初めて入りました。科学的根拠がないにもかかわらず、子どもたちに予防接種を受けさせないことは世界的にも問題になっています。

予防接種ってなに？予防接種の目的は？

予防接種は、人間の体に備わっている免疫という仕組みを利用した感染予防の方法です。ワクチンの接種が広く普及すると、集団免疫がついて感染症の流行予防にもつながります。

1 ワクチンとは

ウイルスなどの病原体が体内に侵入し感染症を引き起こすと、その後、体の中で"抗体"がつくられ、新たに侵入してくる病原体を攻撃し体を守る仕組みができます。これを"免疫"といいます。

予防接種とワクチンはほぼ同じ意味で使われていますが、免疫をつけることを"予防接種"といいます。"ワクチン"は病原体をもとにして毒性を弱めたり、感染する能力を失わせてつくられた薬物です（後述）。つまり、ワクチンを使って予防接種を行うということになります。

ワクチンを接種することにより、あらかじめ病原体に対する抗体をつくり、"免疫力（抵抗力）"を高めて感染症にかかりにくくしたり（感染防止効果）、かかった場合に重症化を防いだりする効果（入院防止効果）が期待できます。

2 感染予防・重症化予防と集団免疫がおもな目的

予防接種は、ワクチンを接種することにより"ワクチンで予防できる病気（VPD: Vaccine Preventable Diseases）"から子どもたちを守る"予防医療"の一つです。予防接種の効果は、次の三つです［図4-1］。

(1) 接種した人の感染予防、重症化予防
(2) 集団免疫をつけることでの流行の予防（これには持病などで接種ができない人の予防、接種しても抗体のつかない人の予防も含まれます）

(3) 慢性感性症やがんの予防

したがって、ワクチンもその効果に合わせて接種を行っていることになります。

> **ワクチンの効果**
> - 接種者本人の感染予防、重症化予防
> - "集団免疫"により"流行"を防止
>   （接種できない人、抗体のつかない人の予防）
> - 慢性感染症、がんの予防

例えば、集団免疫をつけることでの流行の予防に有効なワクチンは、MR（麻しん・風しん混合）ワクチン、水痘（みずぼうそう）ワクチン、おたふくかぜワクチン、インフルエンザワクチン、ポリオワクチンなどです。

B型肝炎ワクチンはB型肝炎の予防だけではなく、B型肝炎ウイルスが体の中で持続感染することにより生じる慢性肝炎、肝硬変、肝がんの予防にもなります（第5章4「B型肝炎ワクチン」P.120参照）。また、ヒトパピローマウイルス（HPV）ワクチンは子宮頸がんや関連したがんの予防ワクチンです。

[図4-1]

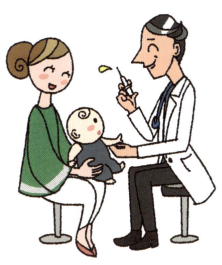

集団免疫とは？

ワクチンの接種率が低いと、集団の中での感染のリスクが高まります。社会全体で感染症の拡大を防ぐためには、地域の中でのワクチン接種率を少なくとも80％以上にすることが大切です。

1 ワクチン接種で集団の感染を抑えられる

感染症の流行を阻止するためには集団免疫により社会全体で感染症の発生を抑えることが重要です。

ここである地域の集団を想定し、あるウイルスに対する集団免疫について簡単に説明します［図4-2］。

図の青い人は、ウイルスに対するワクチン未接種で感染していない健康な人、黄緑の人はワクチン接種済みで免疫のある健康な人、そしてピンクの人はウイルスに感染してしまった人です。

図Aでピンクのウイルスに感染してしまった人が、青のワクチン未接種の人たちの中に入ると（図A左）、集団全体に感染が広がりほとんどの人が感染したピンクの人になってしまいます（図A右）。

図Bのようにワクチン接種をしている黄緑の人が少数いる中に、ピンクの感染している人が入った場合も（図B左）、同様にほとんどの人がピンクの感染した人になってしまいます（図B右）。

ところが、図Cのようにほとんどの人がワクチン接種をしている黄緑の集団の場合（図C左）、ピンクの感染した人が入っても感染は広がらずに流行は起こりません（図C右）。

このように皆でワクチン接種を行い、病原体に対する抗体をつくることで流行を抑えることを集団免疫といいます。

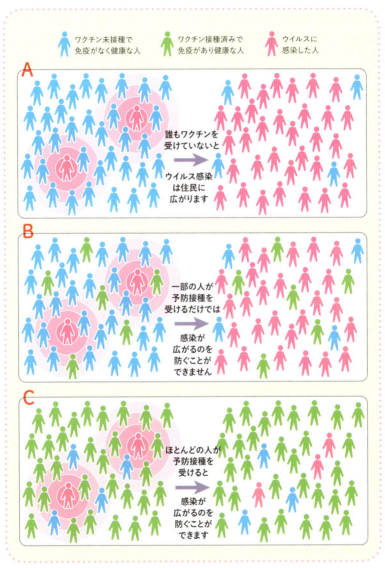

[図 4-2]

② ワクチン接種率を高めて感染症の根絶を図る

 どのくらいの人が抗体をもっていれば流行が起こらないのかを示す指標を"閾値"といいます。閾値は病原体により異なりますが、およそ80％以上と考えられています。

 ワクチンを接種したとしても、必ず十分な抗体が得られるとは限りません。ワクチン接種後にどのくらいの割合で十分な抗体価が得られるかはワクチンの種類によっても異なりますが、一般に有効率（抗体陽転率）は85〜95％と報告されています。妊娠前に風しんの抗体価を調べて値が低い場合、風しんワクチンを接種される方がいますが、2回、3回と接種しても十分な抗体価が得られない方もいます。

 このようにたとえ地域の住人全員がワクチンを接種しても、十分な抗体価が得られる有効率は85〜95％くらいであるため、閾値が80％以上になることを目指すのであれば、地域のほとんどの人がワクチンを接種することによって初めて感染症の流行を阻止することができるようになるのです。

 例えば、麻しん（はしか）ワクチンの有効率は高く約95％と報告されています。[*1] 私は1990年代の中頃、北里研究所で中山哲夫先生（現北里大学感染制御科学府教授）のご指導でムンプスウイルスやエンテロウイルスの遺伝子解析の研究をさせていただきましたが、このときに麻しんウイルスの研究をされていた私の上司は、学会での発表の前置きで「麻しんは日本で毎年数万人が感染し、100人以上が亡くなる病気です」と発言していたことをよく覚えています。

 その後、2006年からMR（麻しん・風しん混合）ワクチンの2回の定期接種が始まったことにより麻しん患者数は激減し、2015年には世界保健機関（WHO）から日本で土着の麻しんが発生することはない"麻しん排除状態"であるという認定を受けるに至りました。

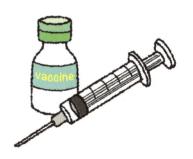

第4章 予防接種は必要？

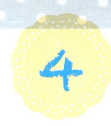

ワクチンの種類について

ワクチンの種類によって、1回の接種で効果のあるものと、複数回の接種が必要なものがあります。また国が費用を負担する定期接種と、個人が費用を負担する任意接種がありますが、任意接種もぜひ受けていただきたい重要なワクチンです。

1 3タイプのワクチン

ワクチンは、つくり方によって大きく「生ワクチン」「不活化ワクチン」「トキソイド」に分かれます。

「生ワクチン」は、病原体となるウイルスや細菌の毒性を弱め、病原性を抑えたものでつくられています。

「不活化ワクチン」は、病原体の感染する能力を失わせた（不活化、殺菌）ものでつくられています。

また、「トキソイド」は病原体となる細菌がつくる毒素だけを取り出し、毒性をなくしてつくられています。

「生ワクチン」は、毒性を弱められた病原体が実際に体内で増殖して抗体をつくるので、1回の接種で"感染予防可能"な高い抗体価を得ることができます[図4-3]。

一方、「不活化ワクチン」と「トキソイド」は、1回の接種で得られる抗体の量が十分では

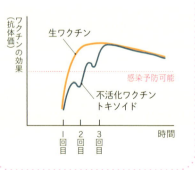

[図4-3]

ないため、2回以上接種を行うことにより感染予防可能なレベルを得ることができます［図4-3］。

② 2種類の予防接種

　日本での予防接種は定期接種と任意接種に分けられています。

　定期接種は国が料金を負担し、無料で接種ができる予防注射のことをいいます。任意接種は有料で、接種するかどうかは保護者の判断に任されます。

　だからといって、「任意接種は、国が接種を推奨していないあまり有用ではないワクチンである」と考えてしまうのは誤りです。決してそんなことはありません。現在任意接種となっているロタウイルスワクチン（2020年10月1日から定期接種となることが決定しました）やおたふくかぜワクチンもぜひ接種していただきたいワクチンです。肺炎球菌ワクチンやヒブ（Hib）ワクチン、B型肝炎ワクチンもつい最近までは任意接種として有料で接種を行ってきました。これらのワクチン接種の重要性は、この後の項目で説明します。

ワクチンの副反応は怖い？

予防接種を否定する人はさまざまな理由を挙げますが、ほんとうに科学的根拠はあるのでしょうか。また、予防接種をしないリスクを知っているのでしょうか。デメリットよりもメリットのほうがはるかに大きいのが予防接種です。

1 予防接種を否定する理由は？

以前から医師を含め予防接種を否定する人たちがいます。

その理由を聞いてみると、次のような声があがります。

「ワクチンには怖い副反応がある」

「予防接種で得られた免疫は不確実なため、自然感染で免疫を獲得したほうがいい」

「同時接種は危険である」

「日本で感染するリスクは少なくなったため、ワクチンを選んで接種すべきだ」

「インフルエンザワクチンは効果がないので接種の必要がない」

では、このような考え方で、ほんとうにワクチン接種をしないほうがいいのでしょうか。

2 得られるメリットのほうがはるかに大きい

まず、「ワクチンには怖い副反応がある」という意見に対してです。

確かにワクチンには副反応が見られますが、赤ちゃんの場合は接種した部位の腫れ、発赤、硬結（硬いしこりが残る）などの局所反応がほとんどで、発熱や不機嫌、哺乳力低下なども一時的な症状としてみられるだけです。

一般的に、生ワクチンは実際に毒性を弱めた病原体を感染させるため、接種後1〜3週間後に副反応が生じやすく、不活化ワクチンは接種後1〜2日後に起こります。

　重いアレルギー症状であるアナフィラキシーも認められることがあると報告されていますが、その頻度はほんのわずかで、さらに接種直後に起こることが多いので、一般には接種後30分程度は患者さんにクリニックに残ってもらい対応の準備をして経過をみています。

　例えば、私たちが普段服用している風邪薬でもその添付文書（薬の説明書）には「服用後、嘔吐、発疹、呼吸困難等をともなうアナフィラキシーショック様症状が認められることがある」と記載されています。つまり、ワクチンであれ風邪薬であれ、体にとっては異物であるため、ごくまれに副反応（副作用）が認められるのは当然なのです。

　ただ、ワクチンで得られるメリット（予防効果）＞＞＞デメリット（副反応）で、ワクチン接種により得られるメリットがデメリットと比べものにならないほど、はるかに大きいために、行われているのです。

③ 感染症の怖さを知って！

「予防接種で得られた免疫は不確実なため、自然感染で免疫を獲得したほうがいい」という意見も、病気の怖さがわかっていない考え方です。

　例えば、麻しんやおたふくかぜにかかった場合、単に熱が出て発疹が出るだけではなく、合併症としての脳炎や難聴が心配なのです。

　実際に感染した場合に生じる症状や重い合併症を理解していただければ、ワクチンを接種しないことの怖さがわかっていただけると思います。これに関しては、第5章「必ず受けたい予防接種」で説明させていただきます。

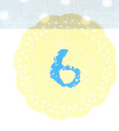

同時接種は安全？

乳幼児期にワクチンで予防すべき感染症はたくさんあります。個々の感染症に対して、それぞれにワクチンが必要になります。何回にも分けて接種するよりも、いくつかのワクチンを一度に接種したほうが、負担が少なく、早く怖い感染症から赤ちゃんを守ってくれます。

1 ワクチン接種と死亡の因果関係はない

一度に複数の異なるワクチンを受けることを同時接種といいます。

日本では、2011年にワクチンの同時接種が一時的に中断されたことがあります。これは肺炎球菌ワクチンとヒブ（Hib）ワクチンを含む複数のワクチンを同時に接種した後に乳幼児の死亡例が8名報告され、マスコミに大きく取り上げられたのがきっかけです。

検討の結果、ワクチン接種と死亡との間に明確な因果関係は認められないことがわかり、すぐに同時接種は再開されました。死亡の原因は患者さんの中に心臓病などの基礎疾患をもっていた乳児が数人含まれていたり、他の乳児は乳幼児突然死症候群（SIDS）が原因であると考えられたからです。乳幼児突然死症候群とは、元気な赤ちゃんが原因不明で亡くなる病気で毎年100人以上に認められ、乳幼児の死亡原因の第3位となっているものです。

予防接種は、通常のスケジュールだと生後2カ月、3カ月、4カ月、5カ月に行われるため、ワクチン接種後の死亡を予防接種が原因であると考えてしまうと、たとえ乳幼児突然死症候群が原因であったとしても必ず毎月ワクチンが原因で赤ちゃんが死亡していることになってしまいます。

実際にワクチンの同時接種を始める前後で亡くなられた赤ちゃんの数に差はありませんでした。

② 安全でメリットが大きい同時接種

同時接種は、以前から行われてきた海外の国々でもその安全性が確認されています。

現在では1回に接種するワクチンの数が何本であろうと、どのような種類のワクチンの組み合わせであろうと安全であることがわかっています。

ワクチンを接種したときに働く体の免疫機能はほんのわずかであるため、1本のワクチンを接種したときと、同時に複数のワクチンを接種したときに得られる免疫に変わりはありません。*2 また、同時接種によってワクチンを接種した後に生じる副反応の確率が増えることもありません。

同時接種のメリットは、多くの病気に対する免疫を早くに得られることと、医療機関の受診回数が減ることにより赤ちゃんとご両親の負担を減らせることです。

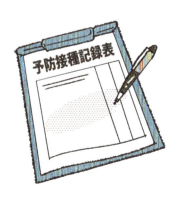

ワクチンは選んで接種する？
日本にいれば安心？

麻しん（はしか）やポリオなど、日本国内では発生することがなくなったウイルスでも、海外から持ち込まれる可能性があります。免疫がないと一気に感染が広まる危険性があるため、集団免疫で流行を阻止することが大切です。

① 毎年100人以上感染している麻しん

2015年、日本で土着の麻しんが発生することはなく"麻しん排除状態"であると世界保健機関（WHO）が認定しました。このことから「感染するリスクの少ない麻しんワクチンは接種の必要がない」という人がいます。

確かに麻しんの発生数は予防接種により激減していますが、2016年、2017年、2018年と100人以上の麻しん感染が日本国内で確認されています。これらはすべて海外から持ち込まれた輸入例です。

2016年には東南アジアから帰国した人から関西国際空港の職員を中心に38名が麻しんに感染しました。感染者のうち1名が千葉県で行われたジャスティン・ビーバーのコンサートに行っていたことがわかり大きな話題になりましたが、幸いにも千葉での流行は認められませんでした。これらの感染者を含め、この年には165名の感染者が報告されています。

また、2017年には20代の男性がバリ島（インドネシア）から帰国後に麻しんを発症した状態で自動車教習所の合宿に参加したため、二次感染（最初の感染者からの感染）、三次感染（二次感染者からの感染）を含めて60名の麻しん感染者が発生しました。

同じ年にインドへの旅行者が帰国後に麻しんを発症し小学校の入学式に参加したため、学校職員2名が麻しんを発症しましたが、抗体保有率が高

い小学生からの発症はありませんでした。この年も180人以上の感染者が報告されました。

2018年には観光地である沖縄で流行がみられたため大変話題になりましたが、台湾からの観光客を発端に、101名の麻しん感染者が報告され、沖縄への旅行者により感染は全国に広がりました。また、福島県での東南アジアからの外国人就労者を発端とした集団感染や、大阪での医療機関での集団感染などもみられ、2018年は282名の麻しん感染者が報告されています。そして、2019年は5月29日時点で566名の感染者が報告され、すでに前年の2倍の感染者数に達しています。

② 国内で根絶しても海外から持ち込まれる危険がある

ポリオは、感染すると1／50人〜1／100人の割合で運動障害をともなった麻痺が発症する怖い感染症です。ワクチンの普及により2000年に日本を含む西太平洋地域では世界保健機関（WHO）から"ポリオ根絶"が宣言され、同様に2002年にはヨーロッパでも根絶が宣言されました。

このため、現在ポリオ感染の可能性のあるアフガニスタン、パキスタン、ナイジェリアなど「感染する可能性のある国へ行く人が渡航前に接種をすればいい」という人がいます。

しかし、2002年にポリオ根絶宣言を受けた中央アジアのタジキスタンで2010年にポリオの大流行があり、712名が麻痺の合併症を認め29名が死亡しています。これも海外からポリオウイルスが持ち込まれ流行となってしまったものです。

麻しんやポリオのように日本での発生がみられなくなったウイルスでも海外から持ち込まれる危険性は高く、皆で抗体を保有し集団免疫で流行を阻止することが重要です。

最近問題となっている「エボラ出血熱」「デング熱」「中東呼吸器症候群（MERS）」「新型インフルエンザ」などもすべて国外から持ち込まれる可能性がある病原体です。

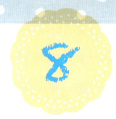

ワクチンは必要のある人だけ接種する？

「必要のある人だけがワクチンを接種すればいい」という考え方は危険です。なぜなら、接種していない人が多いと集団免疫の力が低く、感染力の強い感染症が一気に流行してしまう可能性があるからです。

① まだ流行している風しん

風しんは妊婦が妊娠初期に感染すると胎児に先天性風疹症候群（CRS）を生じ、先天性心疾患や白内障などの病気を合併します。

しかし、小児が感染したときには"三日ばしか"と呼ばれているように、数日間の発熱で自然に軽快する軽症例がほとんどです。このことから「風しんワクチンは妊娠する可能性のある女性だけが抗体検査後に行えばよい」などという人がいます。

2015年、アメリカ大陸では世界で初めて"風しん排除状態"を達成しました。日本でも2006年からMR（麻しん・風しん混合）ワクチンが定期接種に導入され、2回接種が開始されるようになると風しん感染者は減少し、先天性風疹症候群（CRS）発症も年間0～1人となりました。しかし、2013年には全国で風しんの流行がみられ約1万7000人が感染し、45名の先天性風疹症候群（CRS）の赤ちゃんが確認され、うち11名が死亡しています。1万7000人の風しん感染者の中で多かったのは20代～30代の成人で、男性が女性の3倍でした。つまり、この20代～30代の成人が風しんの流行をつくってしまったのです。

② 感染力が強い風しんは集団免疫で防止

本章3「集団免疫とは？」でお話ししたように、風しんのような感染力の強い感染症はワクチンを接種した人の感染予防だけではなく、地域で流

行を阻止することが大切です。

　集団免疫により予防接種を受けられない人（免疫不全など）や、複数回ワクチン接種しても十分な抗体価が得られない人なども含めて感染を防ぐことが重要になります。

　特に身近な人からの感染リスクが高いため、私のクリニックがある渋谷区を含め東京都23区のうち９区では（2017年現在）、妊娠を希望する女性と同居する成人男性（配偶者）に対しても風しんワクチン接種の全額助成が行われています。

　厚生労働省は、2019年からの３年間に対象世代（昭和37年度〜昭和53年度生まれ）の男性に対して、原則無料で抗体検査とワクチンの予防接種を行うことを決定し開始されました。

> **コラム13**　ワクチンの怖さをあおった事件
>
> 　ワクチン接種の怖さをあおった有名な事件があります。
> 　1998年に消化器が専門の英国人医師ウェイクフィールド氏はLancet誌に、MMR（麻しん・おたふくかぜ・風しん混合）ワクチンと自閉症との関係を示した論文を発表しました。
> 　MMRワクチン接種後に腸の病気を認めロンドン大学に入院となった小児12名のうち９名が自閉症、２名が脳炎、１名が重度の精神障害を認めたという内容で、マスコミにも大きく取り上げられたため、MMRワクチンを接種しない子どもが増加し麻しん感染者が急増しました。
> 　しかしその後、2004年には論文に関係した著者13名のうち10名が論文は誤りであったと声明を発表し、2010年にはLancet誌は論文がねつ造であったことを示し、これによりウェイクフィールド氏は医師免許をはく奪されました。
> 　その後も不活化ワクチンの安定剤であるチメロサールと自閉症、ワクチン同時接種と自閉症との関連が報告されましたが、それぞれ科学的根拠がないことが証明されています。

9 インフルエンザワクチンは効果がない？

インフルエンザワクチンについてはさまざまな情報があふれています。インフルエンザワクチンは、麻しんワクチン等と比較すると有効率は低いのですが、感染防止や重症化防止に効果があります。

1 乳幼児の重症化を防ぎましょう

「インフルエンザワクチンは受けたほうがいいですか？」と質問を受けることがよくあります。

インフルエンザワクチンの効果に関しては、特にいろいろな情報があふれていると思います。結論からいうと、もちろん効果はあります。

効果には、

(1) ワクチンを受けることによりインフルエンザにかからないこと（感染防止効果）
(2) インフルエンザウイルスが引き起こす肺炎や心筋炎、脳炎・脳症などの重症化を防ぐこと（入院防止効果）

が挙げられます。そして特に乳幼児で大切なのは、重症化を防ぐことだと考えられています。ワクチン接種により病院への入院を60％、重症児を収容する集中治療室への入院を80％、死亡を50〜65％減少したと米国から報告されています。*3

2 インフルエンザワクチンの有効率は？

なぜ、インフルエンザワクチンの効果に関していろいろといわれることが多いのでしょうか？

麻しんワクチンは特に有効率（抗体陽転率）が高く95％前後と報告されています。*1 これに対してインフルエンザワクチンの効果は、米国疾病予防

管理センター(CDC)からの最近の報告では有効率40〜60％と発表されています。[*4]

この数値はもちろん統計学的には予防効果があるという結果ですが、麻しんワクチンと比較すると明らかに低い値となります。

例えばインフルエンザワクチンの有効率をおおよそ50％としてみると、どんな状況になるといえるのでしょうか。

インフルエンザワクチン接種を誰もしないと100人中40人がインフルエンザを発症する集団があったとします。もしこの100人全員がワクチンを接種したことにより発症を50％（20人）に減らすことができたら、有効率50％ということになるのです。

逆にいうと、100人がワクチンを接種しても20人が発症してしまうことになります。この20人は「インフルエンザワクチンは効果がなかった」と感じてしまうため、翌年は「接種するのをやめよう」ということになってしまうことが多いのです。

③ 毎年流行の種類(株)が異なる

有効率が低い理由は、インフルエンザウイルスは毎年流行する種類(株)が異なるからです。冬の流行シーズンに入る前に流行しそうなインフルエンザの株を想定してワクチンの株をA型2種類、B型2種類（2016年までは1種類）つくります。ワクチン株と流行する株が一致すれば有効率は上がりますが、一致しなければ下がってしまいます。

最近の日本の3シーズンを通しての国立感染症研究所（NIID）からの報告では、6歳未満の児におけるインフルエンザワクチンの有効率は、2013〜2014年が56％、2014〜2015年が50％、2015〜2016年が65％で、特に効果の低かった2014〜2015年のワクチン株は流行した株と大きく異なっていたことが原因であると考察されています。[*5]

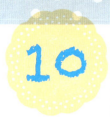

インフルエンザワクチンを否定する人たちの根拠は？

インフルエンザワクチンを否定する人たちは、なにを科学的根拠(エビデンス)にしているのでしょうか。果たしてその根拠は、実態を正しく反映しているといえるのでしょうか。よく調べてみると、その根拠は希薄で、ワクチンの効果を否定するものではありません。

1 なぜインフルエンザワクチンを否定するのか？

インフルエンザワクチンを否定する意見を述べる人たちがいつもその科学的根拠(エビデンス)として引用する文献に"前橋レポート"と呼ばれる調査があります。

これは1975年に群馬県前橋市の医師会がインフルエンザワクチンの効果と副反応に関しての調査結果をまとめたもので、インフルエンザの効果に関して否定的な結果になっています。

これによりそれまで行われていたインフルエンザワクチンの定期接種が1990年に廃止されるようになったともいわれています。

このレポートの大まかな内容は、小学生のインフルエンザ予防接種を中止した前橋市、安中市と、予防接種を実施した高崎市、桐生市、伊勢崎市における1984年と1985年のインフルエンザ感染者の発症率を比較し、予防接種の未実施地域と実施地域に差がなかったとして、ワクチンの効果を否定しているものです。

2 問題点の多い前橋レポート

このレポートの調査内容の問題点は、インターネットで検索していただければいくつか見つかると思います[*6,7]。

問題点はたくさんあると思いますが、そもそも研究としてのデザインが

できていません。

　まず、調査対象（小学生）を異なった地域で比較していることです。地域が異なれば環境も変わり、人の出入りも異なります。極端なことをいえば、北海道の調査と沖縄県の調査を比較してものをいうのは難しいことと同じです。

　研究デザインにおいて比較する調査対象の背景（background）をそろえることは、研究のスタートとして非常に重要です（序章3「科学的根拠を証明するには」P.26参照）。

　さらに当時は現在普及している**インフルエンザ迅速検査**（鼻や喉の粘膜を綿棒でぬぐう検査）も確立していなかったため、インフルエンザ感染の定義が「37℃以上の発熱と2日以上の欠席」と「発熱は不明だが3日以上の欠席」となっています。これでは、インフルエンザ以外のほとんどの感染症（この時期に同様に流行を生じる感染性胃腸炎など）も含まれてしまいます。

　このような研究デザインでは、この時点でこの調査が"科学的根拠"となるような英文雑誌はもとより、日本のどこの学会誌にも掲載されることはなかったでしょう。

　このレポートの統計方法にも問題があると思いますが、この統計方法を利用して結果を再評価すると、インフルエンザワクチンが有効であることを示しているとも指摘されています。[*6]

　このように、インフルエンザワクチンの効果を否定する人たちがいつも科学的根拠として引用しているレポートは、根拠とはなり得ないものなのです。

どうしてワクチン効果をアピールできていなかったのか?

インフルエンザワクチンがその有効性をアピールできない要因に、臨床研究の難しさがあります。しかし、最近では新しい研究方法によりワクチンの有効性が報告されるようになってきました。今後のさらなる研究が待たれます。

1 難しかった臨床研究

インフルエンザワクチンの効果が十分に認知されてこなかった要因の一つに、欧米と比較して日本から"質の高い論文"が発表されてこなかったことがあります。その理由は、インフルエンザワクチンの有効性を示す臨床研究を行うことが難しかったからだと思われます。

従来の方法は、"コホート研究(前向き研究)"として、ワクチン接種群と非接種群(対照群:コントロール群)に患者さんを分け、両群の中でインフルエンザに感染した人の比率を比較して感染防止効果を検討してきました。

しかし、この方法で何カ月にもわたる期間にインフルエンザ感染の有無を正確に確認するのは事実上難しいと考えられ、日本では多数例を対象とした説得力のあるワクチン効果を示すデータが示されてきませんでした。[*8]

2 1歳から13歳まででワクチンの有効性が示された

最近の各国からの報告は"診断陰性例コントロール試験(test-negative case-control design)"により行われています。これは発熱などでインフルエンザを疑い検査を実施した患者さんを対象として、インフルエンザ陽性群と陰性群に分けて、陰性群を対照群(コントロール群)として有効率を検討する方法です。

日本ではインフルエンザ迅速検査がほとんどの施設で行われるため、この方法を用いれば大規模なワクチン効果研究が可能となります。

　2015年に菅谷憲夫先生らを中心とした慶應義塾大学小児科のグループから、2013〜14年シーズンの4727名を対象とした"診断陰性例コントロール試験"による論文が発表されました。また、神奈川小児科医会からも同方法を用いた検討が報告され、2014〜15年シーズンには6834名、2015〜16年シーズンには7769名を対象とした有効率の結果が示されました。

　これらの最近の報告の結果で共通していることは、1歳から13歳までの年齢ではワクチンの有効性が示されていますが、1歳未満と13〜15歳でワクチンの有効性が認められなかったことです。

　1歳未満で効果が少ないことは以前から指摘されてきたことですが、理由は"基礎免疫効果（プライミング効果）"が弱いため、つまり免疫がつきにくいことが考えられます。

　しかし、これらの報告に共通していることは、1歳未満の対象となった児の数が極端に少ないので（他の年齢層の1／10以下）、今後もさらなる調査が必要かと思われます。また、13〜15歳で効果が認められなかったことは、ワクチン接種回数（13歳以上は1回接種）が関与している可能性も考えられるため、これに関しても今後の検討が必要と思われます。

第 **5** 章

必ず受けたい予防接種
─ワクチンの効果─

なぜ予防接種が必要なのでしょうか。それは予防接種を受けないと怖い病気にかかってしまう可能性があるからです。
この章では、予防接種で防げる病気とワクチンの効果について説明します。

1 おすすめの「予防接種スケジュール」

予防接種のスケジュールを組むためには、押さえておかなければならない"ポイント"がいくつかあります。接種を忘れないよう気をつけましょう。迷ったときは"かかりつけ医"に相談してください。

ポイント1　※以下、[表5-1]の"ポイント"と合わせて参照ください。

「生後2カ月」になったら、すぐに小児肺炎球菌ワクチン、B型肝炎ワクチン、ロタウイルスワクチン(任意接種)、五種混合ワクチンを同時接種で開始しましょう。ロタウイルスワクチンは、2回接種の「1価」のもの

			2カ月	3カ月	4カ月	5カ月
小児肺炎球菌			①	②	③	
B型肝炎			①	②		
ロタウイルス(任意)	1価		①	②		
	5価				③	
五種混合			①	②	③	
BCG						○
MR(麻しん・風しん混合)						
水痘(みずぼうそう)						
おたふくかぜ(任意)						
日本脳炎						
インフルエンザ(任意)						
			ポイント1	ポイント2	ポイント3	ポイント

と3回接種の「5価」のもののうち1種類を選択します。副反応としての"腸重積症"を避けるために、初回接種は「生後14週6日（生後3カ月半過ぎ）までに開始する」ことが推奨されています。

ポイント2

「初回接種から4週間（中27日、4週間後の同じ曜日）」の間隔をあけることが必要です。

ポイント3

「前回接種から4週間（中27日、4週間後の同じ曜日）」の間隔をあけることが必要です。

6カ月	7～9カ月	1歳		3歳	5歳	9歳～
		④				
	③					
		④			三種混合（任意） 不活性ポリオ（任意）	二種混合 三種混合（任意）
		①			②	
		①	②			
		①		②		
				①② ③		④
〇						
ポイント5	ポイント6	ポイント7	ポイント8	ポイント9	ポイント10	ポイント11

予防接種スケジュール [表5-1]

ポイント4

「前回接種から4週間（中27日、4週間後の同じ曜日）」の間隔をあけることが必要です。BCGの「個別接種」が行える地域では、生後5カ月になるまで待って接種することをお勧めしています。

ポイント5

生後6カ月からインフルエンザワクチン（任意接種）を受けることができます。また、日本脳炎ワクチンを開始することができます（第5章II「日本脳炎ワクチン」P.140参照）。

ポイント6

③回目のB型肝炎ワクチンは、①回目接種から20週（5カ月）以上あけます。「6・7カ月健診」、または「9・10カ月健診」のときに接種するのもいいでしょう。

ポイント7

1歳になったらすぐにMR（麻しん・風しん混合）ワクチン、水痘ワクチン、おたふくかぜワクチン（任意接種）の同時接種をしましょう。その後、1歳3カ月位までに小児肺炎球菌ワクチン、五種混合ワクチンを同時接種しましょう。「大腿部での接種」を行っている施設では、上記5種類のワクチンを同時に接種することも可能です。

ポイント8

①回目の水痘ワクチン接種から3～12カ月の間隔で②回目の水痘ワクチン接種をしましょう。「1歳6カ月健診」のときに接種するのがお勧めです。

ポイント9

3歳になったら日本脳炎ワクチン接種を始めます。①回目の接種後、1

〜4週間の間隔で②回目の接種を行い、約1年後（6カ月後から可）に③回目を接種します。3歳から7歳が②回目のおたふくかぜワクチン（任意接種）接種の推奨時期です。②回目か③回目の日本脳炎ワクチン接種のとき、または②回目のMR（麻しん・風しん混合）ワクチンのときに同時接種することをお勧めしています。

ポイント10

保育園、幼稚園の年長になったら②回目のMR（麻しん・風しん混合）ワクチンを接種しましょう。

百日咳の感染予防に、小学校入学前の5歳から7歳に三種混合ワクチン（任意接種）を接種することが推奨されています（本章6-1「百日咳」P.124参照）。また、この時期に不活化ポリオワクチンの5回目の接種が推奨されるようになりました（本章6-4「ポリオ」P.127参照）。

ポイント11

9歳を過ぎたら日本脳炎ワクチン④回目（第2期）の接種があります。11歳からの二種混合ワクチンの代わりに三種混合ワクチン接種（任意接種）も推奨されるようになりました（前同「百日咳」P.124参照）。小学6年生（9歳以上）になった女子は、ヒトパピローマウイルス（HPV）ワクチン接種（合計3回）を開始できます。

ヒブ (Hib) ワクチン

令和6年4月から五種混合ワクチンに混合されました

Q インフルエンザ菌b型 (Hib) とは？

A ヒブ (Hib) ワクチンはインフルエンザ菌b型 (Hib) 感染症を予防するワクチンです。毎年冬に流行するインフルエンザはインフルエンザウイルスによるもので、この細菌とは異なります。ヒブ (Hib) は人の鼻や喉などの上気道の奥にありふれた"常在菌"として存在します。赤ちゃんが日常生活をしているうちに"保菌（菌をもっている状態）"されますが、保育園などの集団生活を始めると数カ月でほとんどの児が保菌されると考えられています。*1

Q 感染するとどんな病気になるの？

A ヒブ (Hib) は通常、症状のない保菌状態で上気道に存在しますが、ウイルス感染が原因となる鼻水、咳、熱などの風邪症状が長引いたり、全身状態の悪化にともない抵抗力が下がると悪さを始め、中耳炎、肺炎、細菌性髄膜炎（注1）などの原因菌となります。

つまり、ヒブ (Hib) は人から人へ感染した直後に症状を生じることは少なく、ウイルス感染などが起こった後しばらくして発症する"二次感染"により悪さをすることがほとんどです（第7章3-③「ヒブ(Hib)と肺炎球菌の注意点」P.161参照）。

以前、日本ではおよそ毎年1000人の子どもが細菌性髄膜炎にかかっていたと考えられていますが、そのうち60％（約600人）がヒブ (Hib) によるものでした。*2 細菌性髄膜炎にかかった子どものほとんどが4歳以下で、そのうち2/3が1歳以下の乳幼児です。保育園などで集団生活をしてい

る児では2～3倍かかりやすいといわれています。

ヒブ（Hib）髄膜炎にかかると抗菌薬の全身投与による治療が行われますが、適切に治療が行われても致命率（死亡する割合）は約5％、てんかん、難聴、発達障害などの後遺症が30％に残ります。

Q ワクチンの効果は？

A ヒブ（Hib）ワクチン接種率が8割以上の国では、ヒブ（Hib）髄膜炎が80～95％激減しました。日本では2008年と2009年には年間400人以上のヒブ（Hib）髄膜炎が認められましたが、2008年に米国より20年遅れてヒブ（Hib）ワクチンが国内に導入され、2013年に定期接種になると急激に減少し、2014年～2016年の3年間のヒブ（Hib）髄膜炎は0人となっています。[*3][*4]

Q 副反応は？

A ほとんどがワクチン接種部位の局所反応で、痛み、腫れ、発赤、硬結（硬いしこりが残る）などが数％～40％の赤ちゃんに認められます。不機嫌、発熱、食欲低下などが数％～15％にみられますが、ほとんどが48時間以内によくなります。

（注1）髄膜炎
　ウイルスや細菌などの病原体が脳や脊髄を包む髄膜の奥まで入り込んで炎症を起こす病気です。腰椎穿刺（背中の腰椎に針を刺して髄液を採取する方法）による髄液検査で診断ができます。
　ウイルスが原因のウイルス性髄膜炎（無菌性髄膜炎）と細菌が原因となる細菌性髄膜炎（化膿性髄膜炎）、さらに結核菌が原因となる結核性髄膜炎がおもなものです。
　ウイルス性髄膜炎は夏風邪の原因となるエンテロウイルス、おたふくかぜの原因となるムンプスウイルスが代表的で、他にポリオウイルスによっても生じます。特効薬はありませんが、多くは自然に軽快し、通常は後遺症なども残しません。
　細菌性髄膜炎はヒブ（Hib）と肺炎球菌が代表的なもので、抗菌薬が有効ですが、合併症を残したり、死亡に至る場合もあります。

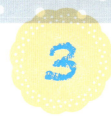

小児肺炎球菌ワクチン

Q 肺炎球菌とは？

A 肺炎球菌はインフルエンザ菌b型（ヒブ〈Hib〉）と同様に、人の鼻や喉に保菌されている常在菌で、血清型により90種類以上存在します。

Q 感染するとどんな病気になるの？

A ヒブ（Hib）と同様に、風邪症状が長引いたり、抵抗力が低下すると悪さを始め、中耳炎、肺炎、細菌性髄膜炎（注1 P.117）の原因となります。小児での中耳炎の原因の約30％、細菌性髄膜炎の約20％を占めています。*5,6

肺炎球菌に感染した場合は抗菌薬の投与による治療が行われますが、細菌性髄膜炎での致命率は約10％、後遺症は約40％に認められ、ヒブ（Hib）髄膜炎より重篤です。

Q ワクチンの効果は？

A 日本では欧米に遅れること10年を経て、2010年に7価小児肺炎球菌ワクチン（90種類の血清型のうち7種類に有効）が販売され、2013年からは定期接種になるとともに13価小児肺炎球菌ワクチン（13種類の血清型に有効）となり、2024年には15価、今後20価となる予定です。

ワクチン導入前には年間150人前後みられた肺炎球菌による細菌性髄膜炎は、ワクチンの普及により2016年には75％減少しました。*7

Q 副反応は？

A 比較的副反応を生じやすいワクチンですが、通常自然に回復します。ワクチン接種部位の局所反応として、痛みが70％くらいの赤ちゃんにみられ、腫れ、発赤が20％にみられます。また、不機嫌、発熱などが10〜20％に認められます。

重篤な副反応として、けいれん、血小板減少性紫斑病（注3 P.129）、アナフィラキシー（重いアレルギー症状）が100万接種あたり、それぞれ5人、2人、1人と推測されています。

コラム14　ワクチン接種後の副反応の確率は高い!?

ワクチン接種後に重い副反応を生じる可能性は高いのでしょうか？

このような比較でよく用いられるのが交通事故による死亡者数です。日本では毎年交通事故で4000人前後が亡くなられています。これは人口10万人あたり3〜4人という計算になります。

一方、ロタウイルスワクチン接種後に腸重積症を発症する割合が、自然に発症する割合より10万接種に1〜2人の赤ちゃんに多くみられます（もちろん、生命に関わることは通常ありません）。水痘ワクチン接種後にアナフィラキシー（重いアレルギー症状）や血小板減少性紫斑病（注3 P.129）を認める確率は100万人に1人、MRワクチン接種後に急性散在性脳脊髄炎（ADEM）、脳炎・脳症（注2 P.125）を生じたという報告は100〜150万人に1人以下です。

つまり、ワクチン接種後に重症の副反応を認める確率より、交通事故で命を落としてしまう可能性のほうが数倍〜数十倍以上高いことになります。

ワクチンの副反応が怖いから予防接種を受けないというのは、交通事故にあうのが怖いから車に乗らない、横断歩道や歩道を歩かないということと同じような気もします。

B型肝炎ワクチン

Q B型肝炎ウイルスとは？ 感染するとどんな病気になるの？

A B型肝炎ウイルスはヒトの肝臓に感染し、その一部の人は抗体をつくらずにウイルスが体の中に存在し続けることになります。これを持続感染といい、これらの人をウイルス保有者（キャリア）といいます。キャリアのうち10～15％は慢性肝炎を発症し、さらにその10～15％は肝硬変や肝がんに移行します。特に1歳未満児が感染すると90％、1～4歳児が感染すると20～50％がキャリアとなるため、生後早期から感染を予防することが大切です[*8]。

2002年の世界保健機関（WHO）の集計では、全世界で20億人のB型肝炎ウイルス感染者がおり、そのうち3.5億人がキャリアで、年間50万～70万人が関連した病気（肝硬変、肝がんなど）で死亡しています。日赤血液センターの輸血結果から推定された日本でのB型肝炎キャリア数は約90万人（なんと100～130人に1人！）という驚くべき結果で、多くの人は「自身の感染を知らないキャリア」だと考えられています[*9]。

Q B型肝炎ウイルスの感染経路は？

A 感染経路は「出産前後の母親からの感染（母子感染）」「日常生活での父親などからの家族内感染」などが重要ですが、約30％が「感染経路が不明」です。B型肝炎ウイルスは、唾液、鼻水、汗、涙にも含まれ接触感染（第7章2「風邪の原因と感染経路は？」P.158参照）がおもな原因となるため、日常生活での感染予防が重要です。また、最近では特に幼少期の日常生活での感染と性交渉での感染が注目されています[*10,11]。

2002年には佐賀県の保育施設で園児19名と職員6名の集団感染が報告されました。この集団感染では感染の発端となった職員1名がその他の感染者すべての感染源になっていたとは考えにくく、「職員から園児への感染」「園児から園児への感染」「園児から職員への感染」があったものと推察されています。つまり、園児が共有しているタオルや食器、玩具が感染を広めた可能性があり、日常生活での感染防止の重要性が再認識されました。

Q ワクチンの効果は？

A 世界保健機関（WHO）はB型肝炎ウイルスによる肝硬変・肝がんの発症を減少させるために、生まれたらすぐにB型肝炎ワクチン接種をするよう勧告してきたため、2014年には184カ国で定期接種として行われるようになりました。つまり、B型肝炎ワクチンは"がん予防のワクチン"でもあります。

　日本では1986年からキャリアの母親から赤ちゃんへの母子感染防止目的にB型肝炎ワクチン接種が公費で行われるようになりました。これにより1995年には母子感染によるB型肝炎キャリア数は1／10に低下しました。2016年には定期接種となりましたが、乳児期に3回のB型肝炎ワクチン接種が行われれば、その感染予防効果は20年以上続くと考えられているため、「感染経路が不明」である幼少期の日常生活での感染防止だけではなく、将来の性交渉での感染防止効果も期待されています。

Q 副反応は？

A 痛み、腫れ、発赤などの局所反応と発熱、食欲低下などが数％の赤ちゃんにみられます。

ロタウイルスワクチン

Q ロタウイルスの感染経路は？

A 感染はロタウイルスのついた食べ物を口にしたり（経口感染）、感染した人の便中にいるロタウイルスが手指を介して他の人の口の中に入ってしまうこと（糞口感染）により生じます。

冬から春にかけて流行し、感染力が強いため保育園などではすぐに広がってしまいます。5歳までにほとんどの乳幼児が最低1回は感染すると考えられています。

Q 感染するとどんな症状が出るの？

A ロタウイルスに感染すると胃腸炎になり、発熱や嘔吐、白色の下痢を生じます。感染性胃腸炎とか嘔吐下痢症と呼ばれることもあります。

ロタウイルスに感染すると免疫（抗体）はできますが、一度感染しただけでは不十分で、何度でも感染を繰り返します。特に初めて感染したときは重症になりやすく、嘔吐や下痢により体から水分と塩分が失われるため脱水症を起こすこともあります。2歳以下の児ではけいれんを認めたり、脳症（注2 P.125）を合併することもあります。

世界では毎年50万人以上の乳幼児がロタウイルス感染により死亡しており、その80％以上が開発途上国の子どもたちです。日本でも毎年80万人の子どもたちが外来を受診し、8万人が入院となり10人近くが死亡している病気です。

ロタウイルスに感染した場合、特効薬はないため嘔吐や下痢、脱水に対

する対症療法が行われます。

Q ワクチンの効果は？

A ロタウイルスワクチンは世界90カ国で定期接種となっています。日本ではいまだ任意接種（2020年10月1日から定期接種となることが決定しました）であることにより普及率も高くないため、効果に関する情報が不十分ですが、急性胃腸炎症状で外来を受診した1412例での検討ではワクチンの有効性が80.2％で、初期症状が重症なほど効果があったと報告され、胃腸炎症状で入院となった244例の検討でも有効性は70.4％であったと報告されています。[14]
[15]

また、定期接種として行われている米国では患者数の激減、流行期間の短縮が報告されています。さらに、ロタウイルスワクチン接種群は非接種群に対してけいれんなどの合併症を減らしていることが報告されています。[16]
[17]

Q 副反応は？

A ワクチン接種後に腸重積症を発症する割合が、自然に発症する割合より10万接種に1～2人の赤ちゃんに多くみられます（日本では毎年、1歳までの赤ちゃん約1000人に、ワクチンとは関係なく自然発症しています）。

腸重積症とは、腸と腸が重なり、くい込んで動かなくなってしまう病気です。早く診断をして肛門から空気を入れて整復してあげればよくなることがほとんどですが、時間が経ってしまうと手術が必要になります。

接種後、特に1回目の2日後〜1週間に発症しやすいため、この期間に機嫌が悪い、激しく泣く、嘔吐や便の中に血が混ざるなどの症状がみられるときは、すぐに医療機関に相談してください。

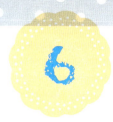

五種混合（百日咳、ジフテリア、破傷風、ポリオ、ヒブ）ワクチン

1 百日咳

Q 百日咳菌とは？

A 百日咳菌は世界中どの国でもみられ1年を通して感染を起こしますが、特に春から夏の時期に多い傾向です。感染の原因は飛沫感染や接触感染（第7章2「風邪の原因と感染経路は？」P.158参照）により起こりますが、非常に感染力が強いため、同居している人には90％近く感染してしまうとの報告もあります。*18 世界保健機関（WHO）の発表では、現在年間2000万～4000万人が感染し、死亡数は1～2％（年間20万～40万人）で、多くは開発途上国の子どもたちです。

Q 感染するとどんな症状が出るの？

A 感染すると"百日"咳という呼び名のとおり、長期間続く咳が特徴です。お母さんからの移行抗体（免疫）が少ないため、生まれてきたばかりの赤ちゃん（新生児）にも感染します。特に3カ月以下の乳児が感染すると重症になりやすく、呼吸を止めてしまい（無呼吸）、そのまま死亡してしまう場合や脳症（注2）に至ることもある怖い感染症です。

　百日咳に感染した場合、抗菌薬の投与が行われます。

Q ワクチンの効果は？

A 1950年から定期接種として行われ、1958年からは二種混合（百日咳、ジフテリア）ワクチン、1968年から三種混合（百日咳、ジフテリア、破傷風）ワクチン、2012年から四種混合（百日咳、ジフテリア、破傷風、ポリオ）ワクチン、2024年から五種混合（百日咳、ジフテリア、破傷風、ポリオ、ヒブ）ワクチンとなりました。

日本での百日咳感染者の報告は、三種混合ワクチンおよび四種混合ワクチンの普及によりこの30年間に1／10に減少しましたが、それでも年間1万人くらいの感染者がいると推測されています。*19 毎年のように各地で小流行の報告がみられ、最近では小学生や15歳以上の報告例が増えています。その理由として百日咳ワクチンの効果が接種後4～12年で減少し、ワクチン接種者でも感染することがわかってきました。*20

このようなことから、現在11～12歳で行われる二種混合（ジフテリア、破傷風）ワクチンを、欧米にならい三種混合ワクチンへ変更しようとする検討が行われています。*21 また、重症化しやすい新生児や乳児の感染を予防するために、赤ちゃんが生まれるまたは新生児がいる家庭での就学前の兄弟への三種混合ワクチン接種も推奨されています。

米国疾病予防管理センター（CDC）では新生児・乳児の感染予防に、妊娠27～36週でのお母さんへの成人用三種混合ワクチン（日本の三種混合ワクチンとは異なります）接種を推奨しています。*22

（注2）脳炎・脳症

脳炎はウイルスなどの病原体が脳内に感染して脳障害を生じるもので、代表的な原因として単純ヘルペス、麻しん、風しん、水痘・帯状疱疹、日本脳炎などのウイルスがあります。

脳症はウイルスなどの病原体が体内のどこかに感染し、その際の免疫の活性化により脳障害を生じるもので、体表的なものはインフルエンザ、HHV-6（突発性発疹症の原因）、ロタ、ノロなどのウイルスと百日咳菌、マイコプラズマがあります。

脳炎、脳症とも致命率は10％未満ですが、後遺症はHHV-6脳症46％、ロタウイルス脳症38％、インフルエンザ脳症25％と高率に認められています。*23

2 ジフテリア

Q ジフテリア菌の感染経路は？ 感染するとどんな症状が出るの？

A ジフテリアはジフテリア菌が飛沫感染（第7章2「風邪の原因と感染経路は？」P.158参照）により鼻腔や喉、喉頭に感染して発症します。特に喉頭に感染すると犬吠様の咳を生じ、気道閉塞により死亡することもあります。

ジフテリアに感染した場合、抗菌薬の投与が行われます。

Q ワクチンの効果は？

A 1949年から始まったジフテリアワクチンの普及にともない、日本では1999年の発症を最後に報告が認められていません。

しかし、旧ソ連圏ではワクチンによって減少していたジフテリア感染症が、政権崩壊のあおりを受けてワクチン供給不足となると、1990年から1995年の5年間に再流行を生じ、4000人以上が死亡したと報告されています。

日本でもワクチン接種による集団免疫で今後も感染を阻止していくことが重要なワクチンの一つです。

3 破傷風

Q 破傷風菌とは？

A 破傷風は破傷風菌がつくり出す毒素が傷口から体の中に入ることにより生じる感染症です。破傷風菌は世界中のどこの土の中にも存在するため、土いじりやガーデニング中の小さな傷でも感染が生じる可能性があります。

Q 感染するとどんな症状が出るの？

A 感染すると口が開けにくくなったり顔の筋肉が動かしにくくなったりしますが、重症になるとけいれんを起こしたり、呼吸困難を生じます。

破傷風に感染した場合の特効薬はありません。外傷を生じた場合に発症予防にワクチンの追加接種が行われることが一般的です。

Q ワクチンの効果は？

A 破傷風は1950年には感染者数が年間1900人、死亡者数が年間1500人以上という非常に致命率の高い（約80％）怖い感染症でしたが、ワクチンの普及により現在では年間100人程度の感染患者数となっています。そしてそのほとんどをワクチン未接種世代の50歳以上が占めています。

4 ポリオ

Q ポリオウイルスの感染経路は？

A ポリオはポリオウイルスがヒトの口に入って腸の中で増える経口感染によりうつり、接触感染（第7章2「風邪の原因と感染経路は？」P.158参照）により広がります。さらに増えたウイルスが再び便の中に排泄され、この便を介して他のヒトに感染します（糞口感染）。"小児麻痺"とも呼ばれていますが、子どもだけではなく大人にも感染します。

Q 感染するとどんな症状が出るの？

A 感染したヒトのほとんどに症状はみられませんが、約5％に発熱、咽頭痛、嘔吐などが認められ、1～2％にウイルス性髄膜炎（注1 P.117）がみられます。さらに1％ほどに麻痺を生じ運動障害を残します。

致命率は小児では2～5％、成人では15～30％と高くなり、特に妊婦では重症になりやすいと報告されています。*24

ポリオに感染した場合、特効薬はないため症状をやわらげる対症療法が行われます。

Q ワクチンの効果は？

A 日本では1960年に北海道から始まった大流行を機に、経口生ポリオワクチン接種が行われ、1980年にはポリオによる患者数は0になりました。経口生ポリオワクチンでは副反応としての麻痺がごくまれ（約500万～600万接種に1回）に認められたため、2012年からは不活化ポリオワクチンとなり四種混合ワクチンに組み込まれています。

日本が属するWHO南東アジア地域では2000年に、ヨーロッパ地域では2002年に"ポリオ根絶"が宣言され、2017年現在自国のポリオウイルスがみられるのはアフガニスタン、パキスタン、ナイジェリアの3カ国のみとなっています。

しかし、2010年に中央アジアのタジキスタンでは、インド北部から入ってきたポリオウイルスにより流行が発生し、712名に麻痺を認め29名が死亡しています。1994年以降自国でのポリオウイルス発生がなかった中国でも、2011年にパキスタンより侵入したウイルスにより21名が発症し、2名が死亡しています。

また、米国では1979年に宗教的理由によりポリオワクチン接種を行っていなかった地域で流行がみられたという報告もあります。ポリオウイルス

も輸入感染により流行が広がる可能性があるため、集団免疫により感染を防いでいかなければならない感染症の一つです。

2012年から経口生ポリオワクチンから不活化ポリオワクチンへと変更になり副反応のリスクは減りましたが、時間の経過とともに抗体価が低下することが指摘されています。欧米では4歳以降にポリオワクチンの追加接種が行われていますが、日本でも最近5〜7歳での5回目のポリオワクチン接種（任意接種）が推奨されるようになりました。

5　ヒブ

第5章2「ヒブ（Hib）ワクチン」P.116参照。

Q 四（五）種混合ワクチンの副反応は？

A 腫れ、発赤、硬結（硬いしこりが残る）などのワクチン接種部位の局所反応が、数％〜15％の赤ちゃんにみられます。特に硬結は1カ月以上残ることがありますが、自然に消えていきます。発熱が数％〜10％の赤ちゃんに認められます。

極めてまれに、アナフィラキシー（重いアレルギー症状）や脳症（注2 P.125）、血小板減少性紫斑病（注3）がみられると報告されています。

（注3）血小板減少性紫斑病
　血小板が低下することにより、出血しやすくなる病気で、ウイルス感染やワクチン接種後に生じることがあります。血小板に対する"自己抗体"ができ、これが血小板数を減らすと考えられていますが、はっきりとした病態はまだわかっていません。
　多くの場合は6カ月以内に血小板数が正常に戻りますが、10％程度が慢性的な経過となり、ステロイドを使った内科的な治療や、脾臓を摘出する外科的治療が必要になることがあります。

7 BCG

Q 結核菌とは？ 感染するとどんな症状が出るの？

A BCGは結核を予防するワクチンです。結核は空気感染（第7章2「風邪の原因と感染経路は？」P.158参照）により感染が広がります。感染してもすべてのヒトに症状が出る（発病）わけではありません。また、感染して体にすみついていた結核菌が何年もしてから発病することもあります。

発病すると咳や痰などの風邪症状が長く続くのが特徴です。さらに、悪化すると血液の混ざった痰が出たり、呼吸困難になることもあります。特に乳幼児が感染すると粟粒結核という重い肺結核になったり、結核性髄膜炎（注1 P.117）となり脳障害を残すことがあります。

Q どれくらいの人が結核にかかっているの？

A 世界では毎年900万人の結核患者が新たに発症し、毎年150万人が亡くなっています。2016年には100万人の子どもが結核に感染し、21万人が死亡しています。

世界保健機関（WHO）は結核患者数が人口10万人あたり10人以下になった米国、イギリス、ドイツなどの先進国を結核の"低蔓延国"としていて、それらの国ではBCGは行われていません。

しかし日本では年間約1万8000人が新たに発症し、年間約2000人が結核で亡くなっています。日本は結核患者数が人口10万人あたり13.3人の"中蔓延国"で、患者数は米国の5.0倍、オーストラリアの2.7倍、ドイツの2.0倍です。[*25]

感染者の多くは高齢者で、新しく発症する患者の60％程度が70歳以上のお年寄りです。

　結核に感染した場合、何種類かの抗菌薬投与が数カ月行われます。

Q ワクチンの効果は？

A 1989年（平成元年）には結核患者数が人口10万人あたり80人でしたが、2000年には33人、2005年には20人を下回り、2016年には13.3人と減少しています。

　BCGワクチンにより結核患者数は激減していますが、ワクチンを接種しても結核感染を完全に防ぐことはできません。ワクチンによる予防効果は接種しない場合の1／4に感染を抑えることです。また、ワクチンの効果は10〜15年程度しかありませんが、BCGを行う目的は特に感染者が多い高齢者から子どもたちへの感染を防ぐことです。[*26]

Q 副反応は？

A 接種後、数週間〜3カ月で接種した側のわきの下のリンパ節が大豆のように腫れることが1％の赤ちゃんにみられ、3cm以上腫れることもまれにあります。また、非常にまれに骨炎、骨髄炎、皮膚結核が認められることがあると報告されています。

　接種後10日以内に赤く腫れて膿んできたら（コッホ現象）、以前から結核に感染していた可能性があるので、検査が必要となります。

MR（麻しん・風しん混合）ワクチン

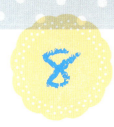

1 麻しん（はしか）

Q 麻しんウイルスとは？ 感染するとどんな病気になるの？

A
麻しんは麻しんウイルスによる空気感染、飛沫感染、接触感染（第7章2「風邪の原因と感染経路は？」P.158参照）により感染する、非常に感染力の強い感染症です。

感染するとおよそ10日後に熱や咳などの風邪症状がみられ、その3日後くらいから口の中に白いプツプツした発疹（コプリック斑）や体に赤い発疹が認められ、熱は7～10日間続きます。重症な合併症として、肺炎が6％、脳炎（注2 P.125）が1000人に1人程度認められ、脳炎を合併した30％に後遺症を残します。

また、2歳以下の児が感染すると麻しんウイルスが体の中に潜伏し、4～8年後に亜急性硬化性全脳炎（SSPE）を1300～3300人に1人発症します。この病気では運動障害や知的障害がみられ、その後十数年で死に至ることの多い怖い疾患です。麻しんに感染した場合、特効薬はないため症状をやわらげる対症療法が行われます。

Q ワクチンの効果は？

A
1978年から麻しんワクチンの定期接種が開始されましたが、1歳児の接種率が50％程度と低かったために2001年に1歳児を中心とした大きな流行がみられました。このときの流行では30万人が感染し、80人ほどが死亡したと推定されています。

その後、麻しんワクチン接種のキャンペーンが全国的に行われたため、2006年には麻しん感染者の報告数は過去最低となりました。そして、2006年にはMRワクチンの2回接種が定期接種となりました。しかし、2007年から10〜20代を中心とした流行がみられたため、2008年から5年間をかけてワクチン接種が1回の中学生から高校生にMRワクチンの追加接種が行われました。

　これらのワクチン接種の普及により2008年には年間1万1013人であった感染者が、2010年以降は500人以下になり、2015年には35人となりました。そして、2015年3月には日本は世界保健機関（WHO）から日本で土着（どちゃく）の麻しんが発生することはない"麻しん排除状態（はいじょ）"であるという認定を受けるに至りました。

 現在の流行状況は？

ところがその後も日本各地で麻しん感染の小流行（しょうりゅうこう）がみられています。

　2016年7月には、関西国際空港、千葉県松戸市、兵庫県尼崎市で165名の感染者がみられ、2017年には三重県、広島県、山形県などで180人以上の感染が報告されています。2018年は沖縄で台湾からの観光客を契機に101名の感染者が報告され、沖縄への旅行者により感染は全国に広がりました。さらに福島県での東南アジアからの外国人就労者を発端とした集団感染や、大阪での医療機関での集団感染などもみられ、2018年は282名の麻しん感染者が報告されました。そして、2019年は5月29日時点で566名の感染者が報告され、すでに前年の2倍の感染者数に達しています。

　これらの麻しんウイルスはインドネシアをはじめとするアジア諸国の遺伝子型（でんし）であるため海外からの輸入によるものと考えられています。

　また、2017年にヨーロッパで麻しんの大流行があり、イタリアとルーマニアでは、それぞれ5000人以上の感染者が報告されました。この流行は

第5章　必ず受けたい予防接種

2018年に入っても継続し、上半期だけで4万人以上の感染者が報告されています。麻しんは今後もワクチン接種により集団免疫を維持し、海外からの輸入感染を防ぐことが重要な感染症の一つだといえます。

2 風しん

Q 風しんウイルスとは？ 感染するとどんな病気になるの？

A 風しんは、風しんウイルスの飛沫感染や接触感染（第7章2「風邪の原因と感染経路は？」P.158参照）により生じ、感染すると2～3週間後に発熱、リンパ節の腫脹、発疹が認められます。

一般的には"三日はしか"といわれるくらい軽症なことが多い感染症ですが、2000～5000人に1人の割合で脳炎（注2 P.125）や血小板減少性紫斑病（注3 P.129）を合併します。特に問題となるのは、妊娠20週くらいまでの妊婦が感染すると、出生した赤ちゃんに難聴、白内障、先天性心疾患、発達障害などを認める先天性風疹症候群（CRS）を合併する可能性が高いことです。風しんに感染した場合、特効薬はないため症状をやわらげる対症療法が行われます。

Q ワクチンの効果は？

A 1977年から先天性風疹症候群（CRS）予防を目的として女子中学生に限定した集団接種が始まり、1995年からは1歳児から接種できる全小児に対する定期接種となりました。

その後、風しん患者数は大きく減少し、先天性風疹症候群（CRS）は年に1人程度の報告となっていましたが、2003年、2004年に日本各地で小流行があり、先天性風疹症候群（CRS）がそれぞれおよそ年10人認められました。

2006年にMR（麻しん・風しん混合）ワクチンが導入されると先天性風疹

症候群（CRS）の発症は年間0〜1人と減少しましたが、2013年には再び全国的な流行により約1万7000人が感染し45人の先天性風疹症候群（CRS）を合併した児が認められ、うち11人が死亡しています。このときの感染者の中で多かったのは20〜30代の成人で、男性が女性の3倍でした。そして、2018年にも約3000人の感染者が報告されています。

　隣国の韓国やニュージーランドは、世界保健機関（WHO）から"風しん排除状態"である認定を受けていますが、日本は世界で4番目に風しん感染者が多い国となっています。そして、2018年10月に米国疾病予防管理センター（CDC）は、風しんワクチン未接種あるいは風しん感染の既往がない妊婦の日本への渡航の自粛を求める声明を出しています。

　このような経験から予防接種による集団免疫で感染の流行を阻止することの重要性が再認識されるとともに、妊娠女性と接触する身近な人からの感染を防ぐことの重要性も指摘され、妊娠を希望する女性と同居する成人男性（配偶者）に対しても風疹ワクチンの全額助成を行う自治体が増えています（東京では23区のうち9区）。

　厚生労働省は、2019年からの3年間に対象世代（昭和37年度〜昭和53年度生まれ）の男性に対して、原則無料で抗体検査とワクチンの予防接種を行うことを決定し開始されました。

Q MR（麻しん・風しん混合）ワクチン副反応は？

最も発熱がみられやすいワクチンです。接種後5〜10日後に38.0℃前後の発熱がおよそ20％の赤ちゃんにみられ、同時に数％に発疹が認められることがありますが、数日で消えてしまいます。

　接種部位の腫れ、発赤が数％の赤ちゃんにみられ、まれにアナフィラキシー（重いアレルギー症状）を生じると報告されています。

　また、極めてまれ（100万〜150万人に1人以下）に急性散在性脳脊髄炎（ADEM）、脳炎・脳症（注2 P.125）を生じたという報告がみられます。

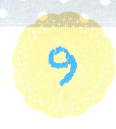

水痘ワクチン

Q 水痘・帯状疱疹ウイルスとは? 感染するとどんな症状が出るの?

A 水痘・帯状疱疹ウイルスに初めて感染すると水痘（みずぼうそう）を発症します。麻しんの次に感染力が強く、空気感染や接触感染（第7章2「風邪の原因と感染経路は?」P.158参照）により広まり、ワクチンを接種しない場合、10歳までに80％の児が感染すると考えられています。

感染すると2～3週間後に発熱と赤い斑点が認められ、斑点は水疱（水ぶくれ）となっていきます。水疱は全身に広がり、かゆみがみられます。比較的症状は軽い感染症ですが、まれに脳炎（注2 P.125）を合併することもあり、米国の報告によると水痘患者の1000人に2～3人が入院となり、6万人に1人が死亡しています。[*29] 年齢を増すと重症化しやすく、15～19歳では10万人に2.7人、30～49歳では10万人に25人が死亡すると報告されています。[*30]

水痘に感染するとウイルスは人の神経細胞の中にすみ続け、その人の免疫力が下がったときなどに帯状疱疹として発症します。帯状疱疹は水疱をともなう紅斑が体の片側に帯状に広がり、強い痛みが3～4週間認められます。

皮膚症状が改善した後も神経痛として長期間痛みが続くことがあり、50歳以上では帯状疱疹を発症した人の20％に神経痛が残ると報告されています。帯状疱疹は毎年60万人が発症し、80歳までに約3人に1人が経験すると推定されています。[*31]

水痘に感染したとき、また帯状疱疹が発症したときは抗ウイルス薬が投与されます。

Q ワクチンの効果は？

A 日本では1987年から任意接種としてワクチン接種が行われてきましたが、接種率が30～40％と低いため毎年20万人が発症し、麻しん、風しん、おたふくかぜの中で最も死亡報告が多い病気でした。

その後、日本小児科学会の推奨などにより接種率が上昇したものの年間15万人程度の患者数が報告されていました。2014年にようやく定期接種として1歳から2回の接種が開始されると、2016年には患者数は約7万人と半減しています。

水痘ワクチンは、2016年から50歳以上の帯状疱疹予防ワクチンとしても認可されました。大人への水痘ワクチンの公費助成が以前から行われている米国では、50～60代で約70％の帯状疱疹発症予防効果があったと報告されています。[*32]

Q 副反応は？

A 腫れ、発赤などの局所反応と発熱、発疹が数％の赤ちゃんにみられます。

極めてまれ（100万人に1人）にアナフィラキシー（重いアレルギー症状）と血小板減少性紫斑病（注3 P.129）がみられると報告されています。

接種後1～3週間後に水痘様の発疹がみられることがありますが数日で消失し、他の人への感染は生じません。

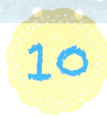

10 おたふくかぜワクチン

Q ムンプスウイルスとは？ 感染するとどんな病気になるの？

A おたふくかぜは、流行性耳下腺炎とも呼ばれ、ムンプスウイルスの飛沫感染や接触感染（第7章2「風邪の原因と感染経路は？」P.158参照）により広がる感染症です。

感染すると2〜3週間後に両方または片方の耳の下の耳下腺の腫れと痛みが認められます。ウイルスは全身の臓器や組織に感染するため、合併症としてウイルス性髄膜炎（無菌性髄膜炎）（注1 P.117）、膵炎、難聴、精巣炎、卵巣炎などを認めることがあります。

ウイルス性髄膜炎は50人に1人の割合で生じ、頭痛や嘔吐がみられます。難聴は100〜1000人に1人と高頻度に認められることがわかってきました。*33 最近、日本耳鼻咽喉科学会から2015〜2016年の2年間に全国で少なくとも348人がおたふくかぜ感染後の難聴を合併していることが報告されました。*34 そして、その80％が高度難聴であり、治療効果が期待できないため一生難聴を抱えることになります。思春期以降に男性が感染すると精巣炎（睾丸炎）を20〜40％に生じ、そのうち10％に生殖能力の障害を認めます。*35

おたふくかぜに感染した場合、特効薬はないため症状をやわらげる対症療法が行われます。

Q ワクチンの効果は？

A 日本では1981年におたふくかぜワクチンが発売されましたが、任意接種のため接種率は低く、数年周期で流行を繰り返してきました。

1989年にMMR(麻しん・おたふく・風しん混合)ワクチンが定期接種となり報告数が減少しましたが、おたふくかぜワクチンによる副反応のウイルス性髄膜炎の発生(1200人に1人)のため、1993年にMMRワクチンは中止されました。

　その後も日本ではおたふくかぜワクチンの定期接種は行われておらず、経済協力開発機構に加盟している先進国35カ国のうち定期接種となっていないのは日本だけとなりました。

　おたふくかぜワクチンを2回接種した場合の有効率(抗体陽転率)は90%と報告されていましたが、最近の報告では2回接種でも1000人中14.5人がおたふくかぜにかかってしまっているため、米国では3回接種が推奨されています(コラム15「日本のワクチン事情」P.142参照)。*36 *37,38

Q 副反応は？

A 接種後10〜14日後に耳の下や頬の後ろが腫れることが1〜2%にみられますが、通常軽度で自然に治ります。

　2〜3週間後に4万人に1人の赤ちゃんの割合でウイルス性髄膜炎(無菌性髄膜炎)(注1 P.117)がみられ、発熱、頭痛、嘔吐などの症状が認められますが、おたふくかぜに自然感染した場合に比べ、頻度は非常に低く症状も軽いものです。

　また、非常にまれにアナフィラキシー(重いアレルギー症状)や血小板減少性紫斑病(注3 P.129)がみられると報告されています。

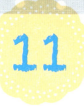

日本脳炎ワクチン

Q 日本脳炎ウイルスとは？ 感染するとどんな症状が出るの？

A 日本脳炎は日本脳炎ウイルスに感染したブタを吸血した蚊が、ヒトを刺すことによってヒトへ感染しますが、ヒトからヒトへの感染はありません。

ヒトへ感染すると100〜1000人に1人が発症すると考えられています。蚊に刺された後10日くらいして高熱や嘔吐がみられ、その後けいれんや意識障害などを呈する脳炎（注2 P.125）を生じます。致命率は20〜40％で、神経学的な後遺症を45〜70％に残し、特に乳幼児や高齢者でリスクが高くなります。*39

世界的にみると、流行地域は東アジアから東南アジア、南アジア、オーストラリア北部に分布しており、世界で毎年7万人の患者が発生し、2万人近くが死亡していると推測されています。*40

Q ワクチンの効果は？

A 日本では1970年まで、毎年1000人を超える患者が報告され、致命率も30〜50％と高いものでした。

日本脳炎ワクチンの任意接種により患者数は激減し1972年以降は100人未満、1995年から定期接種となり2010年以降は10人未満となっています。

その後、ワクチン接種後の副反応として急性散在性脳脊髄炎（ADEM）との関連が指摘されたため、2005年から積極的勧奨が差し控えられましたが（結果として因果関係は認められませんでした）、2009年から新しい製法でつくったワクチンが開発され勧奨が再開されました。

毎年西日本での発症のみが報告されていましたが、2015年9月に千葉県で生後11カ月の乳児の発症例が報告され、また2016年には茨城県からも1人の報告が認められています。日本脳炎は感染した場合の発症率が100〜1000人に1人であるため、1人の発症者がいた場合100〜1000人の感染者がいた可能性が考えられます。

現在、日本脳炎ワクチンは3歳からの定期接種が行われていますが、6カ月以降から接種が可能であるため、2016年に日本小児科学会は「日本脳炎罹患（病気にかかること）リスクの高い者に対する生後6カ月からのワクチン接種の推奨について」の提言を出しています。

対象となる乳幼児は、(1)東南アジアなどの流行地域に渡航・滞在する、(2)最近、国内感染者が報告された地域、(3)ブタの日本脳炎抗体保有率が高い地域で生活する、などです。

最近、感染がみられた地域は、2015年の千葉県、2016年の茨城県以外に、熊本県で2006年に3歳児、2009年に7歳児、高知県で2009年に1歳児、山口県で2010年に6歳児、沖縄県で2011年に1歳児、福岡県で2011年に10歳児、兵庫県で2013年に5歳児の報告です。

ブタの抗体保有率は国立感染症研究所（NIID）のホームページで確認できます。一般的には西高東低ですが、東日本では特に愛知県、静岡県、千葉県で抗体保有率が高いと報告されています。

また、生後6カ月からワクチン接種を行っても、十分な免疫が得られることがわかっています。

Q 副反応は？

A 痛み、腫れ、発赤などの局所反応が数％、発熱、発疹、じんましんなどが数％の子どもにみられます。

極めてまれ（10万人に1人以下）にアナフィラキシー（重いアレルギー症状）がみられると報告されています。

コラム15　日本のワクチン事情

　2006年にMR（麻しん・風しん混合）ワクチンが2回接種となり、2013年にヒブ（Hib）ワクチンと小児肺炎球菌ワクチン、2014年に水痘ワクチン、2016年にB型肝炎ワクチンがそれぞれ定期接種となり、日本もやっと先進国のワクチン制度に近づいてきました。

　残された課題としては、まずロタウイルスワクチンとおたふくかぜワクチンの定期接種化です。また、百日咳が重症化しやすい新生児や早期乳児を守るための就学前の三種混合ワクチンの追加接種と、11～13歳未満に行われている二種混合を三種混合ワクチンに変更することなどが挙げられます。

　日本は2015年に世界保健機関（WHO）から"麻しん排除状態"であることを認定されましたが、散発的に20～30代を中心に麻しんが小流行しており、風しんは排除認定されていません。同じWHO西太平洋地域に所属する韓国やニュージーランドが2017年に"風しん排除状態"を認定されており、日本で風しんを排除するためには抗体を有する割合が低い成人男性へのMR（麻しん・風しん混合）ワクチンの接種が望まれてきました。そして、2019年からようやく40～50代の男性に対する「風しん抗体価検査」と「MR（麻しん・風しん混合）ワクチン接種」が開始されるに至りました。

　ワクチンを接種して感染症を抑制し、流行がない状況下になると周囲から免疫を受ける機会（ブースター効果）が少なくなり、長期的にはその感染症に対する免疫が低下し追加接種が必要になる場合があります。免疫を維持するために何年後にどのワクチンを接種するか確定した見解がないものも多く、今後の課題となっています。

　ワクチンを接種できない免疫不全者や接種しても抗体を得られない人たちを守るために、健常者のワクチン接種率を上げて流行を阻止する社会になるにはもう少し時間がかかるのでしょうか。

　　牛尾医院 院長　牛尾 方信（元東京医大八王子医療センター 小児科診療科長）

第 **6** 章

「向き癖」と「頭の形」
ほうっておいても大丈夫？

赤ちゃんの頭の形が気になるとよく相談を受けます。赤ちゃんの頭蓋骨（ずがいこつ）は軟らかいので、自然によくなることもありますが、そのままの形が残ってしまう場合もあります。見た目の問題だけではなく、最近では発達に影響する可能性があることがわかってきました。

1 向き癖はどうしてなるの？

赤ちゃんが寝ているとき、決まった方向ばかりに頭を向けてしまうことを"向き癖（むきぐせ）"といいます。向き癖により一番問題となるのは、頭の形が変形してしまうことです。

1 特に原因はなくても、向きやすいほうばかり向く

　赤ちゃんが片方ばかりを向く、向き癖の原因はいくつか考えられます。一番多いのは特に原因はないけれどもいつも同じ方向を向いていたため、つまり寝癖（ねぐせ）により変形してしまい、すわりがよくなりそのまま向き癖として残ってしまった場合でしょう［図6-1］。

　私の経験では右向きが好きな赤ちゃんが多い印象です。実際に出生時から右後頭部が若干平坦な赤ちゃんが多いようで、妊娠中の子宮内での体位や出産時の産道通過のときの影響が考えられていますが、はっきりとした原因はわかっていません。

向き癖の原因

- 寝癖（特に原因なし）
- 妊娠中の子宮内での影響（骨盤位（こつばんい）や双胎（そうたい）・品胎（ひんたい）により子宮内の空間が狭く圧迫される）
- 出産時の産道通過の影響
- 横抱きやミルク授乳時にいつも同じ向き
- 添い寝、添い乳がいつも同じ向き
- 筋性斜頸（きんせいしゃけい）
- 股関節脱臼（こかんせつだっきゅう）

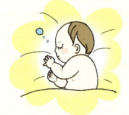

［図6-1］

② 向き癖の原因は？

　横抱きやミルクの授乳をするときも、右利きのお母さんは左腕に赤ちゃんの頭がくることが多いので、自然と赤ちゃんはお母さんのいる右側を向くようになってしまいます。添い寝・添い乳をいつも同じ方向でやっている場合も向き癖の原因となります。*1

　筋性斜頸も原因の一つになります。これは首の付け根にある胸鎖乳突筋という筋肉が生まれつき硬くなって引っ張られるため、反対側を向きにくくなってしまった場合に起こります。コブとして筋肉が触れることが多いのですが、斜頸自体は1歳くらいまでに自然に改善されることがほとんどです。

　股関節脱臼（第2部第2章10-(3)「股関節脱臼」P.255参照）があると、脱臼している足と反対方向を向いてしまうという特徴があります。

③ 向き癖で問題となることは？

　向き癖で問題となるのは、常に片方の耳が下になっていることで、下になっている耳や頬がジクジクして湿疹ができたり、臭ったりすることです。

　耳の形に変形（折れ耳）が起こってしまう場合もあります（第2部第2章2-(2)「耳の形」P.225参照）。

　そして、向き癖で一番問題となるのは頭の形が変形してしまうことです。

2 頭の形が気になります

頭の形が気になるとお母さんからよく相談されます。健診では「自然によくなるから」と言われることが多いようですが、そのまま頭の変形が残ってしまうお子さんもいます。頭の変形を生じる一番の原因は"向き癖"です。

① 変形のタイプ

乳幼児健診をしていると、お母さんから「頭がいびつですが、大丈夫ですか？」「頭の形が心配で健診のときに相談したら、"自然によくなるから大丈夫だよ"と言われましたけど、ほんとうですか？」と質問されることがしばしばあります。頭の変形を生じる一番の原因は"向き癖"です。

向き癖により頭の形が変形すると、後頭部の左右の片側が平らになってしまいます。これは斜頭症と呼ばれています［図 6-2 (a)］。

短頭症はいわゆる"絶壁頭"といわれる場合で、これも仰向けばかりで寝ていることにより生じる変形です［図 6-2 (b)］。

長頭症は低出生体重児に多く、新生児集中治療室（NICU）に入院し

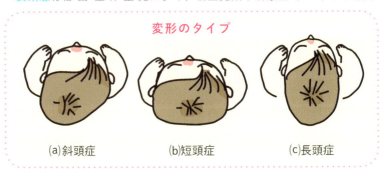

変形のタイプ

(a) 斜頭症　　(b) 短頭症　　(c) 長頭症

［図 6-2］

ているときに、横向きが長かったことにより生じることが多い変形です[図6-2(c)]。

② 自然に治ることもあるが個人差がある

「自然に治るからほうっておいても大丈夫」と言う医師や助産師さんがいます。

確かに赤ちゃんの頭の骨は軟らかいため、お座りができるようになり、起きている時間が増えてくると頭の形は自然に改善されることも多いのですが、1歳6カ月健診で変形が目立つお子さんもいます。つまり、その後の経過は人により異なります。

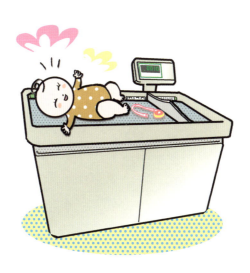

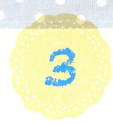

頭の形が悪いのは見た目だけの問題？

赤ちゃんの頭の変形や歪みは見た目だけの問題だと考えられていました。しかし、最近の研究では変形が残ってしまうと神経発達が遅れてしまうリスク要因になることが報告されています。また、手術を必要とする病気が関係している場合もあります。

① 昔は見た目だけの問題と考えられていた

これまで日本では、赤ちゃんを仰向けに寝かせることが多いために斜頭症や短頭症は普通に見られ、それを気にされるお母さんもあまり多くはありませんでした。また、向き癖による頭の変形・歪みは見た目だけの問題であると考えられていました。

一方、欧米では日本と異なり、寝かせるときにはうつ伏せにすることが一般的であったため、頭の変形や歪みが問題となることはあまりありませんでした。ところが乳幼児突然死症候群（SIDS）のリスクとしてうつ伏せ寝が問題になり、仰向けで寝ることが推奨されるようになると日本と同様に斜頭症や短頭症が問題となってきました。

② 重度の斜頭症は脳に影響も

頭の変形は顔の変形をともなうこともあるため、将来的に耳の高さが異なることによりメガネが斜めになったり、自転車のヘルメットが合わなくなる、さらに歯列異常を生じることなどがあります。また、頭痛や乱視などの原因になるとも報告されています[*2]。

そして最近、発達に影響する可能性があるという報告がいくつか発表され注目されています[*3,4]。代表的な論文をご紹介します。

〈論文〉

　年齢、性別、社会経済的な背景が同じである斜頭症が認められる237名の乳児と認められない235名の乳児について、Bayley乳幼児発達検査（BSID-III）による比較を行ったところ、斜頭症が認められる乳児において運動領域で10ポイント、認知および言語領域で5ポイント低い結果が得られた。斜頭症は神経発達遅延を必ず生じるものではないが、リスク要因となる。　　　　　　　　　　　（Pediatrics 2010)[*5]

　斜頭症にも程度がありますが、重度の場合は右脳・左脳の成長に差が生じ、それにより運動領域、認知・言語領域に影響を及ぼす"可能性"があるということです。

③ 頭蓋縫合早期癒合症とは

　赤ちゃんの頭蓋骨は何枚かの骨に分かれていて、骨のつなぎ目を頭蓋骨縫合といいます。乳児期には脳が急速に大きくなりますが、頭蓋骨もこの縫合部分が広がることで脳の成長に合わせて拡大することができます。

　頭蓋縫合早期癒合症は狭頭症とも呼ばれ、なんらかの原因で頭蓋骨縫合が早くに癒合（＝ふさがること）してしまう病気です。そして、癒合が起こった場所により、向き癖により生じる斜頭症・短頭症・長頭症と同じような頭の変形をきたします。つまり、向き癖により生じたと思われる斜頭症・短頭症・長頭症の中に、この病気が隠れている場合があるのです。

　頭蓋縫合早期癒合症は1万人あたり数人に認められ、1歳頃までに手術を行うことが推奨されています。[*6]

向き癖を治す方法は？

バスタオルを丸めて赤ちゃんの背中に当て、向き癖がついているほうとは逆の方向に浅い傾斜をつけてあげると、赤ちゃんが反対側を向きやすくなります。成長すると治りにくくなるので、生後2～3カ月までには始めたいところです。

1 生後2～3カ月くらいまでには始める

まずは向き癖がつかないように、新生児の頃から数時間おきに左右の頭の向きを変えてあげるようにしましょう。向き癖がついてしまった後でも、同じように向きを変えてあげるだけで向き癖の矯正になります。

向きを変えてあげるだけでは、すぐにまた自分の好きなほうを向いてしまうようなときには、もう少し積極的な対応が必要となります。

まず、一般的に行われるのはタオルなどを使って背中に土手をつくる方法で、医学的には"積極的体位変換法"と呼ばれています［図6-3］。

向き癖のある方向とは逆向きに体を斜めにしてあげます。このときに注意しなければならないことは、そのままの状態で寝かせてしまい、夜にうつ伏せ寝になってしまっていては危険ですので、日中のお母さんの目が届くときにやってあげることです。また、授乳直後に左側を下にすると、いつ乳が増えてしまうことがあります。ヒトの胃の形は右わき腹のほうが腸へのつながりとなっているため、右側を下にしたほうが早く腸へ流れやすいのです。そのような場合は、

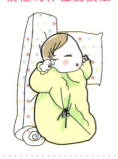

積極的体位変換法

［図6-3］

授乳後しばらく時間をあけてからやってあげましょう。

　横抱きや添い寝の方向が、向き癖の方向にならないようにしましょう。音や光に反応するようになったら、ベッド上での赤ちゃんの向きは、向き癖側を壁側としてお母さんがいるほうを向き癖と反対側とします。

　ベッドメリーの位置や音の出るおもちゃなどを向き癖と反対側に置いてあげるのも一つの方法です。市販されているドーナツ枕や向き癖防止用クッションを使用する方法もあります。

　これらの方法は、できれば生後2〜3カ月くらいまでには始めたいところです。4カ月以降になり首のすわりがしっかりしてくると、体を右側に向けても頭だけ左側を向いてしまうようなこともあるためです。

② 生まれた後、どのように経過をみていけばよいか？

　生まれた後、早い時期から左右の頭の向きを変えてあげましょう。斜頭症など、頭の形が気になるようならタオルなどで積極的体位変換法を試します。

　それでも頭の形が改善しないときは、3〜4カ月健診またはワクチン接種のときに小児科医に相談してください。症状が強くみられるときにはヘルメットをかぶって頭の形を矯正する"ヘルメット療法"（次項）という治療法を選択することもできます。ヘルメット療法が必要かどうかは、まず頭の形を評価することから始まりますので、これにより頭蓋縫合早期癒合症を否定することも可能です。

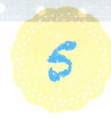

ヘルメット療法とは？

米国では、医療機器として認められたヘルメットを使用して頭の変形を矯正するやり方が行われています。日本でも最近この治療を選択される方が増えてきています。

① ヘルメット療法が有効

頭の変形や歪みが強い場合を専門用語で"位置的頭蓋変形症"といいますが、ヘルメットを使用して矯正する方法もあります。

これは形状誘導ヘルメット療法といい、リモデリングヘルメットという赤ちゃんの頭の形を矯正する特殊なヘルメットを用いて行う治療です［図6-4］。

このヘルメットは、米国では1998年に医療機器として認められているため、現在では多くのメーカーから販売されています。

日本でも最近になり、位置的頭蓋変形症が注目されるようになったことから、ヘルメット療法を選択される方が増えています。

その効果に関しての最近の論文では、「タオルなどで土手をつくる積極的体位変換法も形状誘導ヘルメット療法もともに頭の変形の改善に有効だが、形状誘導ヘルメット療法のほうが1.3倍の有効率で、かつより短期間に改善が認められた」と報告されています[*7]。

しかし一方で、「生後5～6カ月で

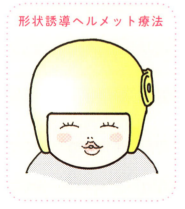

形状誘導ヘルメット療法

［図6-4］

中〜重度の変形症と診断された乳児の検討で、ヘルメット療法を行った児と無治療で経過をみた児の2歳での評価では、有意な違いは認められなかった」との報告もみられます。[*8]

私個人の意見としては、1歳6カ月健診のときにも斜頭症(しゃとうしょう)や短頭症(たんとうしょう)が残ってしまっているお子さんを多く見かけるのに対して、ヘルメット療法を行った赤ちゃんの多くに改善が認められていることから、有効な治療法であるという印象です。

② ヘルメット療法は自費診療

形状誘導ヘルメット療法の治療の対象とされる月齢は、首がすわった生後3カ月頃から1歳6カ月までで、生後4〜6カ月までには開始することが多いようです。ご希望される場合は専門病院を受診することになりますが、最初に診察と画像検査(がぞうけんさ)が行われ重症度が判定され、治療の適応があるかを判断してもらいます。

実際の治療は、ヘルメット装着の慣らし期間の後は、1日のうちお風呂へ入る1時間を除いた23時間装着することになります。通常は数週間おきに病院を受診することになり、費用は自費診療になるのでヘルメット代で数十万円（40〜60万円）かかり、医療費控除は受けられません。

東京都渋谷区にある私のクリニックでは、東京女子医科大学病院の脳神経外科（頭蓋変形外来）と国立成育医療研究センターの形成外科（赤ちゃんの頭の形外来）へご紹介させていただいています。また、民間のAHS Japanや専門のクリニックでも同様の治療が受けられます。

使用するヘルメットの種類は、女子医科大学や専門のクリニックでは日本製の「アイメット・ネオ」、成育医療研究センターでは医療機器として承認された「ミシガン頭蓋形状矯正ヘルメット」、AHS Japanでは世界で最も多く使用されている「スターバンド」です。

赤ちゃんの頭の形が気になるようでしたら、一度専門施設を受診され評価してもらうのがよいと思います。

第 **7** 章

風邪ってなに？
── 鼻水、咳、熱が出たら ──

赤ちゃんに鼻水や咳、熱が出たら心配になります。生まれてきたばかりの赤ちゃんも風邪を引きます。でも風邪とはどんな病気でしょう。風邪を引いたらどうすればいいのでしょう。

赤ちゃんは風邪を引かない？

風邪はウイルスが上気道（鼻から喉までの呼吸器）に感染し、鼻水や咳、熱などの症状が出る一過性の病気です。赤ちゃんはお母さんから移行した抗体（免疫）をもっていますが、すべてのウイルスの免疫をもっているわけではないので、赤ちゃんも風邪を引きます。

① 赤ちゃんも風邪を引く

「赤ちゃんは風邪を引きませんよね？」
「赤ちゃんは感染症にかからないのではないですか？」
と質問されるお母さんが、時々いらっしゃいます。

赤ちゃんにはお母さんからの移行抗体（免疫）があるために、そのように思われているのでしょう。しかし、赤ちゃんも感染症にかかります。

お母さんが麻しん（はしか）や水痘（みずぼうそう）にかかったことがある、またはワクチン接種をして十分な抗体があれば、その抗体は赤ちゃんに移行するため（移行抗体）、生後数カ月、赤ちゃんは麻しん（はしか）や水痘（みずぼうそう）にはかかりません。

しかし、風邪の原因となるウイルスは何百種類もいるので、その抗体をお母さんがすべてもっているわけではありません。当然、お母さんも風邪を引きますし、赤ちゃんも同じです。

② 風邪ってなに？

風邪は「風邪症候群」「感冒」などともいわれます。

有名な教科書や学会が示した定義がありますが、私たちが実際に行っている医療現場の目線で考えると「上気道炎」というのがしっくりくると思います。

つまり風邪とは「原因となる病原体が上気道に感染し炎症を生じ、鼻水、咳、熱などを生じる一過性の病気」です。
　病原体のほとんどはウイルスです。ウイルスは最初に鼻腔の粘膜に感染し、その後、鼻腔の粘膜から他の上気道の粘膜へと広がっていきます。
　炎症とは、病原体が感染した部分が、赤く腫れて、熱や痛みを生じることです。
　上気道には鼻腔（副鼻腔）、咽頭、喉頭が含まれるので［図 7-1］、鼻の炎症により鼻水や鼻づまり、咽頭の炎症により喉の痛みや熱、喉頭の炎症により嗄声（声がかれること）や咳を生じます。
　一過性というのは、一時的なという意味で、熱なら5日以上、鼻水や咳なら2週間以上も続くようであれば、一過性とはいえないでしょう。
　気管、気管支、肺は下気道にあたり［図 7-1］、痰のからんだ深い咳は気管や気管支から出るので「下気道炎」になるため風邪ではなくなってしまいます。しかし、上気道と下気道は連続していて、特に乳幼児は鼻腔、副鼻腔、咽頭、喉頭、さらに気管は近接しています。症状だけから病態を判断するのは難しいため、深い咳だから風邪ではないなどと厳密に区別する必要はないでしょう。

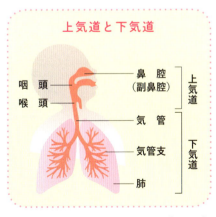

［図 7-1］

第7章　風邪ってなに？

風邪の原因と感染経路は？

風邪の原因となる病原体のほとんどはウイルスです。ウイルスに一度感染すると抗体ができますが、風邪のウイルスは数百種類いると考えられており、簡単には防ぐことができません。風邪が人にうつるのは、多くの場合、飛沫感染によるものです。

① 原因となるウイルスは数百種類

　風邪を引き起こす原因となる病原体は、そのほとんどがウイルスによるものです［図7-2］。中でも春と秋に流行するライノウイルスと冬に流行するコロナウイルスが風邪の原因の多くを占めていると推測されています。

　これらのウイルスに大人が感染すると1〜3日の潜伏期間（症状が出るまでの期間）の後、喉の痛み、鼻水、くしゃみ、倦怠感などのいわゆる風邪の症状がみられますが、それらの症状は数日〜2週間程度で自然に軽快することがほとんどです。しかし、乳幼児が感染すると高い熱がみられ、症状が悪化した場合、気管支炎や肺炎を生じることもあります。

　通常、一度ウイルスに感染すると免疫（抗体）ができるために、再度同じウイルスには感染しにくくなりますが、ライノウイルスの種類（血清型）は数百種類いると考えられているため、毎年のように風邪を引いてしまうことになるのです。

風邪の原因となる病原体 1

"ウイルス"
ライノウイルス【数百種類】
コロナウイルス【4種類】

"細菌"など

［図7-2］

② 風邪は飛沫感染でうつる

通常、風邪を引く場合はウイルスにすでに感染している人から、そのウイルスをうつされてしまうことにより感染します。ほとんどの場合が飛沫感染によるものです。つまり、風邪を引いている人の咳やくしゃみにくっついているウイルスを吸い込み、ウイルスが上気道のおもに鼻の粘膜に感染することによりうつります。

③ その他の感染経路は？

他の感染症には飛沫感染以外にも、いろいろな感染経路があります。

最も感染力が強い、つまり短時間に広範囲に感染が広がるのが空気感染です。また、冬から春にかけて毎年流行する胃腸炎の原因となるノロウイルスやロタウイルスは、接触感染により広がることが多いのです。

ここで三つの感染経路について、みておきましょう。

（1）飛沫感染

感染者が咳やくしゃみをしたときに出る細かい粒子にくっついたウイルスや細菌を、近くの人が直接口や鼻から吸い込むことにより感染します。

例：風邪、インフルエンザ、風しん、百日咳など

（2）空気感染

感染者が咳やくしゃみをしたときに出るウイルスや細菌が空気中に浮遊し、離れた人でもその浮遊したウイルスや細菌を吸い込むことにより感染します。飛沫感染より広範囲に多くの人へ感染する恐れがあります。

例：結核、麻しん（はしか）、水痘（みずぼうそう）

（3）接触感染

感染者に直接触れたり、感染者が触れたものから感染します。

例：ノロウイルス、ロタウイルス、大腸菌など

風邪に抗菌薬（抗生物質）は効きません！

風邪のほとんどはウイルスが原因なので、抗菌薬は必要ありません。原因が細菌の場合は抗菌薬が有効ですが、細菌感染の診断は慎重に行います。

① ウイルスには効かないけれど、細菌には効く

先ほどの風邪の原因となる病原体の図［図7-2 P.158］をもう少し詳しくみてみましょう［図7-3］。

風邪の原因はほとんどがウイルスによるものですが、ウイルスには抗菌薬（抗生物質）は効きません。ウイルスで特効薬（抗ウイルス薬）があるの

風邪の原因となる病原体2

"ウイルス"

〈春に流行〉
- ライノウイルス［数百種類］
- ヒトメタニューモウイルス
- パラインフルエンザウイルス3型

〈夏に流行〉
- エンテロウイルス［約70種類］
  アデノウイルス（プール熱）
  コクサッキーウイルス（手足口病、ヘルパンギーナ）
  エコーウイルス

〈秋に流行〉
- パラインフルエンザウイルス1・2型

〈冬に流行〉
- コロナウイルス［4種類］
- インフルエンザウイルス
- RSウイルス

"細菌"
- 溶連菌
- マイコプラズマ
- ヒブ（Hib）
- 肺炎球菌
- モラクセラ・カタラーリス

赤字
診断ができ、特効薬がある
緑字
診断はできるが、特効薬はない
青字
診断はできないが、特効薬はある
黒字
診断も特効薬もない

［図7-3］

は、図中の赤字のインフルエンザのみで、緑字のヒトメタニューモウイルス、アデノウイルス、RSウイルスも外来で迅速検査（鼻や喉の粘液を綿棒でぬぐう検査）ができますが、たとえ診断できたとしてもそれらのウイルスをやっつけてくれる特効薬はありません。

一方、ウイルス以外で風邪の原因となるのは、おもに細菌ですが、この病原体には抗菌薬が有効となります。

風邪の原因としての細菌でおもに問題となるのは、溶連菌、マイコプラズマ、インフルエンザ菌ｂ型（ヒブ〈Hib〉：これはインフルエンザウイルスとは異なります）、肺炎球菌の４つと考えていいでしょう。

② 溶連菌とマイコプラズマの注意点

細菌の原因としては溶連菌が最も頻度が高く、合併症（併発する病気）としての急性腎炎とリウマチ熱にも注意が必要です。咽頭の発赤所見は特徴的で外来で迅速検査が行え、抗菌薬も有効です。ただし、２歳以下の乳幼児では特徴的な咽頭所見がみられないことや、小児の10〜20％が溶連菌を保菌（常に菌をもっている状態）しているので、診断には注意が必要となります。

また、マイコプラズマは"マイコプラズマ肺炎"として有名ですが、感染して肺炎になるのは一部のみで、多くは風邪として自然に軽快する感染症です。通常、熱が３日以上続いたり、咳の悪化が認められるようでなければ抗菌薬の治療は必要ありません。迅速検査が行えますが、感度が低い（感染していても出ないことがある）ため、結果の扱いには注意が必要となります。

③ ヒブ（Hib）と肺炎球菌の注意点

ヒブ（Hib）と肺炎球菌は人の鼻や喉に存在するありふれた菌、いわゆる常在菌としてすでに保菌されていることが多い細菌です。赤ちゃんが日常生活をしているうちにお母さんやお父さんからもらうことが多く、また

保育園などの集団生活を始めると数カ月でほとんどの児が保菌されると考えられています*1。

これらの細菌は症状のない保菌状態で上気道に存在していますが、ウイルス感染が原因となる風邪が長引いたり、全身状態の悪化などにともない抵抗力が下がると悪さを始め、急性中耳炎（本章7-(2)「急性中耳炎」P.177参照）や肺炎、時には細菌性髄膜炎（本章7-(1)「細菌性髄膜炎」P.176参照）などを生じることがあります。つまり、ヒブ（Hib）と肺炎球菌は人から人へ感染した直後に症状を生じるというより、常在菌として保菌状態にあるものがウイルス感染などにともなって悪さをする"二次感染"により発症（症状が出ること）することが多い細菌です。

したがって、鼻水、咳、熱などの症状で風邪を疑った場合、肺炎球菌やヒブ（Hib）の常在菌を考慮してすぐに抗菌薬を投与する必要はありません。

また、ヒブ（Hib）と肺炎球菌はワクチンにより免疫（抗体）をもっていることが多いため、感染症の原因となるリスクは減少しています（第5章2「ヒブ（Hib）ワクチン」P.116、3「小児肺炎球菌ワクチン」P.118参照）。

④ 全身状態や症状の経過、血液検査などから細菌感染を疑う

以上のように、鼻水、咳、熱があり風邪が疑われたときには、原因はウイルスであることがほとんどであるため、すぐに抗菌薬を使う必要はありません。風邪に抗菌薬を使用しても、症状が早く改善することはありません*2。

咽頭の所見や咳の状態により溶連菌とマイコプラズマの感染を念頭に置き、熱や全身状態（体色、顔の表情、活気、食欲や水分摂取など）の経過をみていきます。熱が続く、咳が深くなるなど症状が悪化するときは血液検査なども考慮し、細菌感染を疑い抗菌薬の投与を検討することになります。

> **コラム16** インフルエンザも空気感染をする!?

　米国メリーランド大学で、インフルエンザに感染している142人の成人を対象として、30分間にわたって採取した「通常の呼吸」「会話時の呼吸」「咳」「くしゃみ」に含まれるインフルエンザウイルスの遺伝子の量の研究が行われました[*3]。

　この検討で、「通常の呼吸」の中にも「くしゃみ」の中に含まれるインフルエンザウイルスと同等の量のウイルス遺伝子が含まれていることがわかりました。

　つまり、インフルエンザは咳やくしゃみなどにより近くにいる人だけが感染する飛沫感染だけではなく、もっと広範囲に感染が広がる空気感染でもうつされてしまう可能性があるということになります。

> **コラム17** 抗生物質や抗生剤ではなく抗菌薬です！

　まれに「抗生物質は必要ないのですか？」とおっしゃるお母さんがいらっしゃいます。抗生物質を飲むことが、早くよくなる、最も有効な治療薬であると考えているようです。また、抗生物質はあらゆる感染症に効果があると思っている方もいるようです。

　確かに抗生物質というと、あらゆる生き物（病原体）に効果のある薬のように聞こえてしまいますが、抗生物質が有効なのは細菌だけなので、正しい表現は抗菌薬となります。

　本文でお話ししているように、ウイルスが原因となることが多い風邪に抗菌薬は効きません！

なぜ抗菌薬を多用してきたか？

風邪が疑われても抗菌薬を使用する医師がいます。それにはいくつかの理由が考えられます。
現在では、迅速検査や血液検査を併用し、抗菌薬の投与は十分に検討してから行えるようになりました。

① 風邪に抗菌薬が処方されてきた

米国からの論文では、18歳未満の小児の風邪に対する外来での抗菌薬の処方率は56.9％で、実際に抗菌薬投与が必要となる細菌感染の推定頻度は27.4％であることより、約50％の小児に不必要な抗菌薬投与が行われていると報告されています。[*4]

最近、日本では抗菌薬の適正使用を目的にいくつかの抗菌薬使用ガイドラインが提案されました。[*5,6] その結果、2002年から2007年の5年間に発熱で外来を受診した子どもに抗菌薬が処方されていた割合は66％から38％へと大幅に減少していることがわかりました。[*7] しかし、風邪で外来受診した子どもの75％に抗菌薬が処方されていたとの報告もみられ、[*8] まだまだガイドラインの提案が普及しているとはいえません。[*9]

② すぐに抗菌薬を処方してきた理由

なぜ不必要な抗菌薬の処方が行われてきたのでしょうか。

理由はいくつか考えられます。

①風邪などの感染症の教育を受けてこなかった

医師になった後、研修を行う大きな病院（大学病院や専門病院など）では、心臓病や血液の病気（白血病）などの重症の患者さんを扱うことが多く、感染症の患者さんを診療したとしても、すでに肺炎や髄膜炎などの重

症となってしまっているケースの治療に関わることがほとんどです。

風邪などのいわゆる軽症と考えられている感染症を診る機会は、多くの場合「夜間の当直」のときのみで、その原因や経過に関して深く追究する機会はありません。医師側の理由として、感染症に対する診断や初期治療の教育を受けていなかったことも理由の一つであると考えられています。[*9,10]

②保護者からの要望

外来で抗菌薬を処方した理由を検討した調査では、「溶連菌などの治療」が75％、ついで「細菌感染が否定できない」が46％と多くみられましたが、その次には「家族の要望」が20％と続いています。[*7]実際の患者アンケート調査でも、発熱を認める風邪に対して75％の保護者が抗菌薬処方を希望しているという結果でした。[*11]

保護者の方が抗菌薬処方を希望される理由としては、「抗菌薬の効果への誤解」「熱への心配」「処方されないことへの不安や不満」が考えられ、熱が出れば抗菌薬が必要と思っている保護者の方も少なくないようです。[*10]

このような考え方に至るには、医師側が抗菌薬の処方が必要ないということを、個々の患者さんに丁寧に説明する時間を外来でつくるのが難しいということが考えられますが、「患者さんとの関係を考慮して」との理由、つまり「もし自分が抗菌薬を処方しないで症状が悪化したとき、患者さんとの関係が崩れてしまうのではないか」と心配する医師もいるようです。[*12]

③処方することで安心感が得られた

感染症の中でも細菌性髄膜炎や脳炎・脳症といった重症な子どもの診療を経験すると、早くから抗菌薬を処方しておくことで安心感が得られることも理由の一つでしょう。

しかし最近では、抗菌薬を早くから処方しても細菌性髄膜炎などの感染症を予防することはできず、かえって診断を遅らせてしまう可能性があると考えられています。2007年のイギリスからの大規模な検討では、風邪などに抗菌薬を投与した場合、4000人に投与してやっと1人の重症な合併

症を予防できたという結果でした。*13

④原因不明の感染症が多かった

　最近では、迅速検査（鼻や喉の粘液を綿棒でぬぐう検査）の普及によりインフルエンザウイルス、RSウイルス、ヒトメタニューモウイルス、アデノウイルスなど熱が長く続き、咳が悪化する病気も外来で診断できるようになりました。しかし、以前はほとんどの感染症を外来で診断することはできず、インフルエンザを外来で診断できるようになったのも2000年頃からです。

　また「乳幼児の初回の気管支喘息発作は重症になりやすい」と先輩医師から指導されましたが、その原因としてRSウイルスやライノウイルスなどの呼吸器感染症が関与していることがわかってきています。

　現在では、ほとんどの小児科クリニックですぐに結果のわかる血液検査ができるようになり、ウイルス感染か細菌感染かの区別がおおよそわかるようにもなりました。

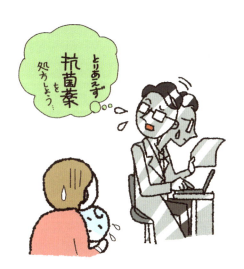

③ 不要な抗菌薬を使わない

　細菌感染で最も心配な病気の一つである、細菌性髄膜炎のおもな原因となるヒブ（Hib）や肺炎球菌に対するワクチン接種が行われるようになり、細菌性髄膜炎の頻度は激減しています（第5章2「ヒブ（Hib）ワクチン」P.116、3「小児肺炎球菌ワクチン」P.118参照）。迅速検査や血液検査もできるようになり、抗菌薬の投与は十分に検討してから行えるようになりました。

　鼻水、咳、熱などの症状があるだけですぐに抗菌薬を使用するのは、医師の怠慢なのだと思います。「抗菌薬を処方しておいて悪くなったのなら仕方がない……」と、自分とご両親を納得させるのが理由なのかもしれません。不必要な処方は極力避け、症状の経過から治療を選択することが必要です。

コラム18　お父さん、診断には経過が重要です！

　土曜日には多くのお父さんがお子さんと一緒にクリニックに来てくれます。お父さんが育児などに参加されていて、とてもいいことだなといつも思っています。

　ただ、「熱は一日中続いていますか？　昼間は下がりますか？」「乾燥した咳、痰のからんだ咳？　水分は摂れていますか？」と質問をしても、「んー」といった感じで答えていただくのが難しいときがあります。中にはお母さんからの伝言を見せてくれる方もいらっしゃるのですが……。
「いつものかかりつけの先生だから、行って診てもらえばわかるだろう」と、「私を信頼していただいているのかな？」とも思いますが、やはり診断には症状の経過が大切です。

　逆にいえば、詳しい症状の経過やお子さんの状態（食事や水分が摂れているか、元気はあるか）などがわかれば、8割方診断がついてしまうといっても過言ではありません。

第7章　風邪ってなに？

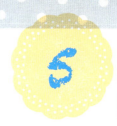

なぜ抗菌薬の投与は慎重に行う必要があるのか？

抗菌薬は赤ちゃんの発達に重要な腸内フローラに影響を与えてしまいます。抗菌薬を多く与えた子どもは、肥満や成人病、アレルギー疾患のリスクが高まる可能性があります。また過剰な抗菌薬の使用は、薬剤耐性菌を生む要因にもなっています。

1 細菌は乳幼児にとって大切

抗菌薬を使用することに慎重になるのには理由があります。

一つ目の理由は、人間の生活に必要な細菌にも影響を与えてしまう可能性があることです。

私たちの体には数100兆個の細菌が常在菌として存在し、皮膚、口腔、呼吸器、消化器などにバランスをとって定着していると考えられています[*14]。そしてほとんどすべての細菌は人間にとって必要なものであり、感染症などの問題を起こす病原性細菌はごく一部の限られたものです。

特に乳幼児は免疫の発達に細菌を利用するため、できるだけ多くの細菌と接触することが重要となります。そして体の中の細菌の90％は消化器に存在し腸内細菌叢（腸内フローラとも呼ばれています）を形成しているので、免疫の発達には腸内細菌叢が最も利用され重要な役割を果たしていることになります。

抗菌薬は腸内細菌叢に大きく影響することがわかっています[*15]。そして、その影響により子どもたちの将来に少なからず影響を与えているのではないかということがわかってきました。

抗菌薬を多く投与された子どもでは、15歳での体重が有意に多い（太りやすい）という報告や、腸内細菌叢の乱れがメタボリック症候群、糖尿病・高血圧などの成人病とも関わっている可能性などが報告されてい

*17, 18, 19
ます。

また、抗菌薬投与と気管支喘息やミルクアレルギーなどアレルギー疾患との関連を示す報告が以前からみられましたが、国立成育医療研究センターの医師により抗菌薬を服用した乳幼児では服用経験のない児より喘息で1.72倍、鼻炎で1.65倍、アトピー性皮膚炎で1.4倍発症リスクが高いことが最近発表されました。
*20, 21

*22

② 繰り返し使用することで耐性が生まれる

抗菌薬使用に慎重となる二つ目の理由は、薬剤耐性菌をつくらないためです。

抗菌薬が投与されると、その抗菌薬に有効な細菌は一旦死滅しますが、繰り返し使用することで、その抗菌薬に耐性（抵抗をもつことにより効果がなくなる）をもった菌（薬剤耐性菌）が生まれます。

そして、病原性細菌ほど耐性化が進んでいるため、抗菌薬の投与により乳幼児が病原性細菌をより多く保菌（菌をもっている状態）するリスクが高くなります。つまり、抗菌薬を多く投与されている子どもは病原性細菌を多く保菌するため、再度細菌感染を引き起こしやすいという悪循環に陥ってしまいます。
*23

③ 薬剤耐性菌は世界的な問題

1928年に世界で初めての抗菌薬ペニシリンが発見されてから、薬剤耐性菌の出現と新しい抗菌薬開発はいたちごっこです。つまり、薬剤耐性菌が生まれては新しい抗菌薬を開発し、そしてまた耐性菌ができてしまう……。最近の報告では、成人のマイコプラズマ肺炎の90％は今まで使用してきたマクロライド系抗菌薬に対して耐性となっていると報告されています。
*24

1993年には耐性菌への最終兵器的存在であったカルバペネム系抗菌薬に対しても耐性菌が見つかってしまいました。現在、この薬剤耐性菌は世界

的な問題にもなっており、2016年のＧ７伊勢志摩サミットでも「国際保健のためのＧ７伊勢志摩ビジョン」の中で対策の強化が必要であると話し合われています。

　子どもが肺炎や細菌性髄膜炎を発症し、ほんとうに抗菌薬が必要となったときにその原因菌が耐性菌であると、最善の治療をしたとしても最良の結果が得られないという危険があるのです。

　抗菌剤を使用することが"悪"なのではなく、"必要なとき""正しい用法で使用する"ことが大切です。医師から処方された抗菌剤を症状が改善したからといって途中でやめたり、熱が出たからといって以前に処方された残りの抗菌薬を自分の判断で内服してしまうのも、薬剤耐性菌をつくってしまう原因となります。「風邪だから抗菌薬（抗生物質）はいりませんよ！」とかかりつけ医から言われたら、その先生は子どもの将来のことをしっかり考えてくれているのだと思ってください。

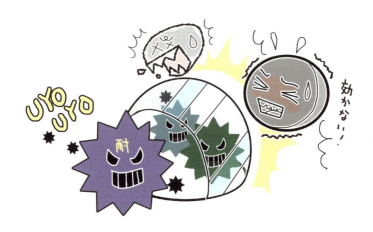

コラム19　副鼻腔炎とは？

お子さんが耳鼻科を受診して「副鼻腔炎といわれました」とお母さんから報告を受けることがあります。お母さん方の中には、ご自身も副鼻腔炎の既往のある方が結構いらっしゃいます。頭痛や頬を叩いたときの痛みがみられ、比較的重症感があります。通常、抗菌薬で治療が行われることが多いでしょう。

しかし、乳幼児の副鼻腔炎は大人の副鼻腔炎とはかなり異なります。

大人は鼻腔と副鼻腔が別々の部屋に分かれていますが、乳幼児では鼻腔と副鼻腔は交通がよく、ほぼ一体となっています。

つまり、ウイルスが鼻腔の粘膜に感染することにより風邪を生じますが、鼻腔とつながっている副鼻腔にもウイルスはすぐに広がってしまいます。

小児科の有名な教科書である『ネルソン小児科学』や「小児呼吸器感染症診療ガイドライン2011」では風邪の定義自体が"鼻副鼻腔炎"となっているのです。

乳幼児に膿性の鼻汁が続き副鼻腔炎と診断されても、特別な状態であると考える必要はありません。もちろん、ほとんどの場合は大人のような抗菌薬による治療も必要ありません。

西村龍夫先生の著書『子どもの風邪――新しい風邪診療を目指して』（南山堂）では、小児の風邪に関して詳しく解説されています。医師などの医療従事者を対象とした本だとは思いますが、ご興味のある方はご一読ください。

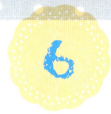

実際の風邪の診断は？ 肺炎になったら入院？

風邪は「症状と経過」からの診断、インフルエンザは「原因（病原体）」による診断です。肺炎と診断されたとしても特別な治療はありません。また、「肺炎だから入院」ということでもありません。

① 風邪とインフルエンザの違いは？

インフルエンザも風邪と呼ばれる可能性があります。

それでは、風邪とインフルエンザはどこが違うのでしょうか？

両者の違いは、「症状と経過」からの診断と「原因（病原体）」からの診断の違いになります。

この章の最初で話したように、風邪すなわち上気道炎は「原因となる病原体が上気道に感染し炎症を生じ、鼻水、咳、熱などを生じる一過性の病気」という定義で、原因となる病原体の如何にかかわらず、鼻水、咳、熱という症状と、一過性という経過からの診断になります。

インフルエンザも最初の症状は、鼻水や咳から始まることが多い感染症です。特に春先に流行するインフルエンザ B 型は比較的症状が軽いため、鼻水、咳、微熱が数日続いて終わってしまうこともあり、この場合風邪という診断になります。ところが、経過中に高熱となって迅速検査をした結果インフルエンザが陽性となれば、インフルエンザという診断になります。

また、マイコプラズマも鼻水、軽い咳、微熱で終わってしまうことの多い感染症で、この場合も風邪という診断になりますが、咳が悪化し高熱が続けば、症状の経過や特徴、さらに迅速検査の結果などからマイコプラズマ肺炎の診断となります。さらに、溶連菌も同様です。

つまり風邪とは、診察をした時点での「症状や経過」、診察所見から診

断した病名です。その後、症状が悪化すれば気管支炎や肺炎となってしまうこともありますし、迅速検査の結果などから「原因（病原体）」がわかれば、インフルエンザや溶連菌という診断がつくことになります。

② どうして肺炎になってしまったのか？ 薬の役目は？

「最初のクリニックでは風邪だといわれたのに、次のクリニックでは気管支炎といわれた」「病院に通院して薬を飲んでいたのに肺炎になってしまった」などと、お友達が不満をもらされているのを聞いたことがあるかもしれません。

しかし、気管支炎や肺炎も、ほとんどの場合が初期には風邪という診断になります。初期の診察で「今後、肺炎になりますよ」などと診断できる医師はいないでしょう。

また、咳止めや痰切りなどの薬をしっかり内服していたとしても気管支炎や肺炎になるのを必ず抑えられるとは限りません。気管支炎や肺炎の原因となる病原体のほとんどがウイルスであるため、特効薬がないからです。

風邪を治すのは風邪にかかっている本人の力です。体の中に侵入してきたウイルスと闘い、ウイルスに打ち勝って免疫（抗体）をつくることができれば鼻水や咳、熱などの症状も軽快します。

クリニックで処方される薬の役目は、症状を緩和してあげることです。「夜、咳で眠れない、鼻が詰まって眠れない、高い熱でうなされて眠れない」「咳で嘔吐してしまい水分が摂れない、高熱でグタッとしてしまい水分が摂れない」……。このようなときに症状をやわらげて、赤ちゃんや子どもたちがウイルスなどの病原体と闘いやすい状態をつくってあげることが薬を使うことの目的です。

③ 肺炎の診断は必要？ 大切なのは原因がウイルスか細菌かです！

咳が長引くお子さんを診察していると、「肺炎ではないですか？」としばしば聞かれます。お友達のお子さんが肺炎で入院になったと聞いて心配

第7章　風邪ってなに？　173

されているのでしょう。

このような質問を受けたときは「レントゲンを撮ったら気管支炎か肺炎かもしれませんね」と少し意地悪くお答えすることがあります。痰のからむ深い咳で、夜中に何回か目を覚ましてしまうようなお子さんの胸部X線（レントゲン）撮影をすれば、その何割かには肺炎が見つかるでしょう。

しかし、検査をして"わざわざ"肺炎を見つける必要はありません。たとえ肺炎になっていたからといって特別な治療を加えたり、薬が変わるわけではないからです。乳幼児の気管支炎や肺炎のほとんどはウイルスが原因で、症状や診察所見からすでに症状をやわらげる治療は行われているからです。

熱が続き、咳の悪化がみられたときに必要になるのは血液検査です。血液検査によりウイルス感染か細菌感染かの診断がおおよそつきます。細菌感染が疑われれば、その原因をやっつける治療、つまり抗菌薬（抗生物質）を使用することになります。

④ 入院が必要となるのはどんなとき？

「肺炎になったら入院」と思われているお母さんがいるかもしれませんが、決してそんなことはありません。ほとんどの気管支炎や肺炎が外来での通院でよくなります（高齢者の肺炎は別です）。

入院が必要になるのには、外来通院ではできない治療と観察を行う必要性が生じたときです。

一般的に、気管支炎や肺炎で入院が必要となるのは、

(1) 水分摂取が困難となり、点滴による脱水治療が必要となったとき
(2) 症状、バイタルサイン（体温や呼吸、意識状態のこと）の異常や血液検査で重症感染症を疑い、内服より点滴による抗菌薬投与が必要であると判断したとき
(3) 呼吸困難を認め、指先などで計測するパルスオキシメーターで酸素不足が疑われ、酸素投与が必要となったとき

などです。

「食事が摂れないから」といって入院にはなりません。入院したからといって食事が摂れるようになるわけではありません。また、「咳で眠れないから」という理由だけでも入院にはなりません。咳や喘鳴（呼吸に合わせてゼロゼロする）に吸入療法が有効なことがありますが、吸入は外来通院でもできますし、吸入器を貸し出してくれるクリニックも多いでしょう。

赤ちゃんを観察するために入院になることがあります。

(1)呼吸困難が認められるときにはパルスオキシメーターで持続的に酸素状態の把握が必要となりますが、(2)特に生後間もない赤ちゃんでは、痰を詰まらせてしまう可能性もあり、急な症状の変化に備えます。

〈入院の目的〉

1　治療
　(1)点滴による水分補給：水分摂取が困難となり、点滴による脱水治療が必要な場合
　(2)点滴による抗菌薬投与：重症感染症を疑い、内服より点滴による抗菌薬投与が必要であると判断した場合
　(3)酸素投与：呼吸困難に対して酸素投与が必要となった場合

2　観察（モニタリング）
　(1)呼吸症状や酸素状態の把握
　(2)特に生後数カ月の赤ちゃんの急な症状の悪化に備える

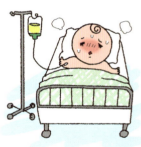

第7章　風邪ってなに？

赤ちゃんが注意しなければならない感染症

乳幼児では、それ以降のお子さんと比べて注意しなければならない感染症がいくつかあります。代表的な4つの病気をまとめてみました。

(1) 細菌性髄膜炎

髄膜炎には、ウイルス性髄膜炎（無菌性髄膜炎）と細菌性髄膜炎（化膿性髄膜炎）、さらに結核性髄膜炎があります。ウイルス性髄膜炎の原因は、夏風邪の原因となるエンテロウイルス、おたふくかぜを生じるムンプスウイルス、他にポリオウイルスによっても生じます。特効薬はありませんが、自然に治ってしまうことの多い感染症です。

一方、細菌性髄膜炎や結核性髄膜炎は抗菌薬による治療が行われたとしても、後遺症を残したり、命に関わることもある怖い病気なので注意が必要です。

風邪や咽頭炎では、細菌が原因だったとしても通常は鼻腔や咽頭の局所で悪さをするだけです。ところが細菌がなんらかの原因で血液中に侵入すると、菌は全身に広がり（菌血症）、髄液の中に入ってしまった菌が脳や脊髄を包む髄膜に炎症を生じ、細菌性髄膜炎となります。免疫機能が未熟な乳幼児では、学童以降の子どもに比べて髄膜炎を生じやすいのです。

細菌性髄膜炎の一般的な症状は、発熱、頭痛、嘔吐などですが、乳幼児ではそれらの典型的な症状が認められず、母乳やミルクを飲まなくなる、元気がない、泣くのが弱い、笑わなくなる、寝ていることが多い、などの症状だけのこともあります。

細菌性髄膜炎の原因のほとんどがインフルエンザ菌b型（ヒブ〈Hib〉）と肺炎球菌なので、予防接種でその多くを防ぐことはできますが、ワクチンの効果は少なくとも2回接種を行っていないと発揮できないため、特

に生後3カ月くらいまでの赤ちゃんには注意が必要です。さらにこの時期の赤ちゃんでは、B群レンサ球菌、大腸菌、黄色ブドウ球菌などの細菌も髄膜炎の原因となるため、細菌性髄膜炎を生じるリスクが高い時期といえます。

髄膜炎の診断は腰椎穿刺（背中の腰椎に針を刺して髄液を採取する方法）によって得られた髄液の検査により行われます。細菌性髄膜炎と診断された場合は入院となり、点滴による抗菌薬の全身投与が必要となります。

（2）急性中耳炎

風邪に最も合併しやすい病気です。耳を外側から見ると、耳介があり、その奥の通り道が外耳道になります。耳垢（みみあか）が溜まるのはこの外耳道です。その奥が中耳となり、外耳道と中耳は鼓膜で外側と内側に仕切られています。中耳と鼻腔は耳管という管でつながっています［図7-4］。

急性中耳炎は、鼓膜の内側の中耳の中に病原体が侵入して炎症を生じ、膿が溜まってしまう病気です。風邪などにより鼻腔中の鼻水に溜まった病原体が耳管を通って中耳に入ってきて発症します。乳幼児では、鼻腔と中耳が近く、耳管も太いために病原体が侵入しやすく急性中耳炎になりやすいのです。

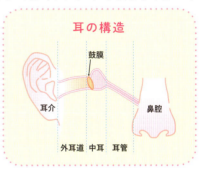

［図7-4］

原因となる病原体のほとんどは、風邪と同じウイルスで、一部に細菌が関与します。1歳になるまでに75％の乳児が急性中耳炎にかかると報告されていますが、そのほとんどが風邪にともなうものです。

乳幼児の症状で多いのは、痛みによる不機嫌で、悪化すると発熱がみられます。

急性中耳炎と診断された場合、多くの場合は数日間経過をみます。溜まった膿が耳管を通って鼻腔へ抜けていくのを待ちます。痛みによる不機嫌があっても、数時間から１日くらいで治まってしまうことがほとんどですが、症状が強く眠れないときなどは解熱鎮痛薬（アセトアミノフェン）を使用します。

　経過中、急性中耳炎が原因と考えられる発熱がみられたり、痛みが治まらないとき、さらに膿が悪化している場合は抗菌薬の投与を検討します。

　風邪を引いたときは、急性中耳炎にならないように鼻水を吸ってあげましょう。また、急性中耳炎になってしまった後も鼻水を吸ってあげると膿が抜けやすくなります。

（3）突発性発疹症

　赤ちゃんが急に38〜40℃の高熱を出し、３〜４日間熱が続いた後、解熱とともに体に発疹がでます。生後６カ月から２歳くらいまでの間にかかることの多い感染症です。

　原因となる病原体はヒトヘルペスウイルス６型（HHV-6）です。４歳までにほとんどの子どもが感染し、その後ウイルスは体の中にすみついた状態になります。赤ちゃんは出生後６カ月くらいまでは、お母さんからの移行抗体（免疫）をもっているため感染しませんが、移行抗体がなくなった６カ月以降になると日常生活の中で、お母さんやお父さんからうつります。通常は一度感染すると２度目の感染は生じませんが、ヒトヘルペスウイルス７型（HHV-7）でも似たような症状を生じるため、突発性発疹症に２度かかったという場合は、HHV-7 が原因となっていると考えられます。

　特徴は、咳や鼻水などの風邪症状を認めないこと、ちょっと便が緩くなることです。喉が赤くなることが多く、夏風邪などの咽頭炎と区別がつきにくく、解熱後に発疹が出ることにより診断されます。赤色の発疹はおなかや背中を中心に、顔、手足に広がります。熱が高くても比較的機嫌がよいことが多いのですが、熱が下がって発疹が出ている数日間はとても機嫌

が悪くなります。

　ウイルス感染のため、特効薬はありません。熱の管理、水分や食事の管理が中心となります。通常、自然に治りますが、まれに経過中にけいれんを認め脳症と診断されることがあります。

　保育園などへの登園の基準は「解熱後1日以上経過して、全身状態がよい」とされていますが、発疹が出ている期間で特に機嫌が悪く、食欲が戻らないときは、もうしばらく経過をみてあげたほうがいいでしょう。

（4）尿路感染症

　赤ちゃんに高熱だけがみられ、鼻水や咳がないときには尿路感染症が疑われます。学童期以降の子どもでは、排尿時の痛みなどを訴えることがありますが、赤ちゃんでは発熱以外の特徴的な症状がなく、母乳やミルクの飲みが悪い、機嫌が悪い、元気がないなどの症状だけのこともあります。原因のわからない赤ちゃんの発熱の5％が尿路感染症と考えられています。前項（3）の突発性発疹症と鑑別しなければならない感染症です。

　尿路感染症は尿の出口から細菌が侵入することで生じます。膀胱の中で炎症を生じれば膀胱炎、さらに腎臓まで炎症が及べば腎盂腎炎となります。

　原因となる細菌は大腸菌が80％を占めています。診断は尿検査で行われ、尿の中の白血球が増えていることが特徴です。診断された場合は抗菌薬の内服を行います。

　繰り返し尿路感染症を生じるときには、生まれつき尿管と膀胱のつなぎ目の弁の働きが悪いために、この部分で尿の逆流が生じることが原因となる場合（膀胱尿管逆流）があるため、超音波検査（エコー）などによる検査が必要になります。

コラム20　後医は名医？

　これは、「同じ患者さんを診察した場合、最初に診察した医師（前医）より、数日して後から診察した医師（後医）のほうが正確な診断ができる名医である」という意味のことわざみたいなもので、医療の現場ではずいぶん前からいわれてきたものです。つまり、医師の診断能力にかかわらず、後から診察した医師は誰でも名医になれるという意味です。

　例えば、本文でも触れましたが、前医では風邪といわれ、後医で気管支炎や肺炎と診断されたような場合です。最初の診察後に数日間熱が続き、咳が深く回数も増え、さらに胸部の聴診で雑音が認められるようになれば、気管支炎や肺炎の診断は容易にできます。

　最初は腹痛により急性胃腸炎と診断されても、その後痛みが右下腹部に限局してみられるようになれば虫垂炎（盲腸）が疑われます。また、熱の出始めでは喉の発赤により咽頭炎と診断されても、翌日に喉に水疱性の発疹がついたり、白い膿（白苔）が認められれば、手足口病やアデノウイルス感染（プール熱）が疑われます。

　診断には経過が重要です。一度医師の診察を受けてよくならないからと、次に別の医師の診察を受けるのではなく、もう一度同じ医師の診察を受けてみてください。その後の経過や診察所見から、より正確な診断が行われ、効果的な治療を受けられると思います。

第 8 章

妊娠中、授乳中に薬は飲めないの？

妊娠中や授乳中は薬が飲めないと思っている方がたくさんいらっしゃいます。薬の添付文書（使用説明書）では、妊娠中・授乳中での内服を推奨してはいないため、多くの医師が薬を処方することをためらいます。しかし、最近の研究では、いろいろな薬が使用可能とされています。

1 妊娠中・授乳中でも使用できる薬がある

　妊娠中や授乳中には薬が飲めないと思っている方は多いのではないでしょうか。「花粉症で近所の内科を受診したけれど、漢方しか処方してもらえなかった」などという話も耳にします。

　理由は、日本の薬の添付文書（使用説明書）の「妊婦、産婦、授乳婦等への投与」の項を見ると、「妊婦または妊娠している可能性のある婦人には、治療上の有益性が危険性を上回ると判断される場合のみに投与すること（妊娠中の投与に関する安全性は確立されていない）」と書かれていて、実際の薬の処方は医師個人の判断に任されているからです。言い換えれば、なにか有害事象（薬による問題となる出来事）が生じれば、それぞれの医師の責任になるため、「できれば内服しないほうがいいでしょう」と慎重にならざるを得ません。

　米国やオーストラリアでは、以前から妊婦や授乳婦に対する薬の安全性に対する検討が行われ、専門書やインターネットから誰もがその情報を得ることができます。そして最近、日本からもそれらの情報をもとにした服薬指導書がいくつか出版されています。私も以前から『妊婦・授乳婦の薬』（2009年初版、中外医学社）、『妊娠と授乳』（2010年初版、南山堂）、『母乳とくすりハンドブック』（2010年初版、大分県薬剤師会）、『妊娠・授乳と薬の知識』（2010年初版、医学書院）などの本を参考にさせていただき、実際の処方を行ってきました。

　この章では、お母さん方が日常生活の中で使用する頻度が高いと考えられる薬をピックアップし、上記の専門書や服薬指導書の最新版、さらにインターネットからの情報をもとに安全性を総合的に評価しました。目的は、妊娠中や授乳中にも使用できる薬があることを知っていただくことで

す。実際の服用は、かかりつけ医の指導のもとに行ってください。

〈薬の評価〉

　以下の「◎○△×」の記号は、P.184～P.192の表に使用しています。薬を服用する際の参考にしてください。

　◎：安全性が高いと考えられています。
　　（妊婦・授乳婦での使用経験で有害事象は報告されていません）
　○：胎児や赤ちゃんに影響を与える可能性はないと考えられています。
　　（妊婦・授乳婦の使用経験はないか、あっても少ないが、動物実験や薬の作用等から有害事象が生じる可能性はないと考えます）
　△：できれば使用しないほうがいいでしょう。
　×：使用しないでください。
　無：情報がないために評価ができません。

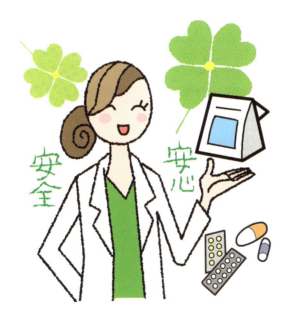

解熱・鎮痛・抗炎症薬（熱、痛み）

　風邪やインフルエンザなどの感染症での発熱、咽頭炎による喉の痛み、全身の関節痛、頭痛を認めるときなどに使用されることが多い薬です。特に妊娠初期の高熱は、胎児の器官形成に影響を与える可能性があるため、解熱剤の使用を検討してもいいでしょう。

●**妊娠中**：最も安全なのはアセトアミノフェン（カロナール錠、アセトアミノフェン「JG」原末）です。ただし、通常は小児の解熱鎮痛薬として使われるもので、薬の効き目は強くありません。

　妊娠中に他の解熱鎮痛薬を使用するときには、特に妊娠後期での使用を避けてください。この時期には、胎児の動脈管を収縮、または閉鎖させてしまう可能性があります。

　腰痛や局所の関節痛などに使用する外用薬（湿布薬）も、内服薬と同様の注意が必要です。

●**授乳中**：母乳への薬の移行はわずかであるため、ほとんどの解熱鎮痛薬を使用することができます。

分類	一般名	商品名	妊娠	授乳
非ピリン系	アセトアミノフェン	カロナール錠 アセトアミノフェン「JG」原末	◎	◎
NSAIDs	ロキソプロフェンナトリウム水和物	ロキソプロフェンNa錠 ロキソニン錠	※	◎
	イブプロフェン	イブプロフェン錠、ブルフェン錠	※	◎
	ジクロフェナクナトリウム	ジクロフェナクNa錠、ボルタレン錠	×	◎
	メフェナム酸	ポンタール錠	×	○
	インドメタシン	インテバンSP	×	○
抗プラスミン剤	トラネキサム酸	トランサミン		◎

※妊娠後期での使用を控える

3 呼吸器疾患治療薬（咳、痰がからむ）

　咳に対しては咳止め、痰がからむときは痰切りなどが使用されます。深い咳で夜なかなか眠れないときなどには、気管支喘息治療で使用する気管支拡張薬やステロイドを使用することもあります（本章6「気管支喘息治療薬（喘鳴、咳）」P.189参照）。

●**妊娠中**：咳止めの第一選択となる薬はデキストロメトルファン臭化水素酸塩水和物（メジコン錠）です。

●**授乳中**：ほとんどの鎮咳薬、去痰薬が使用できます。麻薬性鎮咳薬のコデインリン酸塩水和物（コデインリン酸塩錠）は効き目が強い薬ですが、使用しないほうがいいでしょう。

分類	一般名	商品名	妊娠	授乳
鎮咳薬	デキストロメトルファン臭化水素酸塩水和物	メジコン錠	◎	◎
	チペピジンヒベンズ酸塩	アスベリン錠		○
	ジメモルファンリン酸塩	アストミン		○
	コデインリン酸塩水和物	コデインリン酸塩錠	△	△
去痰薬	L-カルボシステイン	カルボシステイン錠 ムコダイン錠	○	◎
	アンブロキソール塩酸塩	アンブロキソール塩酸塩錠 ムコソルバン錠	○	◎
	ブロムヘキシン塩酸塩	ブロムヘキシン塩酸塩錠 ビソルボン錠	○	◎

4 消化器疾患治療薬（便秘、腹痛、下痢、吐き気、胃痛）

　妊娠中はホルモンの影響や子宮の圧迫により便秘になりやすい状態です。まずは食事や運動、生活習慣などによる改善を心がけましょう。
　感染性胃腸炎の多くはウイルスが原因なので、通常は経口補水液を使用したり、消化のよい食事摂取を心がけることで対応できます。下痢症状が長引くときは、腸内環境を整える目的で整腸剤が使用されます。また、頻回の下痢により日常生活に支障をきたす場合は、下痢止めにより対処することもあります。
　胃腸炎や妊娠悪阻（つわり）などにより悪心、嘔吐、胃痛を生じ水分摂取が難しい場合は制吐薬や鎮痙薬が使用できます。

●**妊娠中**：便秘の第一選択薬は酸化マグネシウム（酸化マグネシウム錠、マグラックス錠）です。酸化マグネシウムは、腸を直接刺激して排便を促す大腸刺激性下剤とは異なり、腸の中に水分を溜めて便を軟らかくする薬です。酸化マグネシウムで改善が認められないときは、ピコスルファートナトリウム水和物（ピコスルファートナトリウム内用液、ラキソベロン内用液）を適宜使用して対応できます。

　整腸剤に関しての十分な情報はありませんが、おもな成分は乳酸菌、ビフィズス菌、酪酸菌などで、腸内細菌叢（腸内フローラ）の環境を整える作用の薬のため使用できると思います。

　嘔吐を抑える第一選択薬はメトクロプラミド（メトクロプラミド錠、プリンペラン錠）になります。

●**授乳中**：便秘の第一選択薬は妊娠中と同様に酸化マグネシウム（酸化マグネシウム錠、マグラックス錠）になります。十分な効果が得られないときは、ほとんどの大腸刺激性下剤を使用することができます。

授乳中の制吐剤の第一選択薬はドンペリドン（ドンペリドン錠、ナウゼリン錠）となり、メトクロプラミド（メトクロプラミド錠、プリンペラン錠）より母乳への薬の移行が少ないと報告されています。

分類	一般名	商品名	妊娠	授乳
大腸非刺激性下剤（塩類下剤）	酸化マグネシウム	酸化マグネシウム錠 マグラックス錠	◎	◎
大腸刺激性下剤	センナエキス	アローゼン顆粒	◎	◎
	センノシド	センノシド錠、プルゼニド錠	○	◎
	ピコスルファートナトリウム水和物	ピコスルファートナトリウム内用液 ラキソベロン内用液	○	◎
	ビサコジル	テレミンソフト坐薬	○	◎
整腸薬	ビフィズス菌	ラックビー錠	◎	◎
	ビフィズス菌	ビオフェルミン錠剤	◎	◎
	酪酸菌	ミヤBM	◎	◎
止痢薬	ロペラミド塩酸塩	ロペミンカプセル	○	◎
	タンニン酸アルブミン	タンナルビン	◎	◎
制吐薬	メトクロプラミド	メトクロプラミド錠 プリンペラン錠	◎	?
	ドンペリドン	ドンペリドン錠、ナウゼリン錠	○	◎
	ジフェンヒドラミンサリチル酸塩・ジプロフィリン配合薬	トラベルミン配合錠	○	?
鎮痙薬	ブチルスコポラミン臭化剤	ブチルスコポラミン臭化剤錠 ブスコパン錠	○	◎
	アトロピン硫酸塩水和物	硫酸アトロピン	○	◎
胃粘膜保護薬	スクラルファート水和物	アルサルミン細粒	◎	◎
	レバミピド	レバミピド錠、ムコスタ錠	○	○
	テプレノン	テプレノンカプセル セルベックスカプセル	○	○
胃潰瘍治療薬	ファモチジン	ファモチジン錠、ガスター錠	◎	◎
	ラニチジン塩酸塩	ラニチジン錠、ザンタック錠	◎	◎
	シメチジン	シメチジン錠、タガメット	◎	◎
	ニザチジン	アシノン錠	◎	◎
	オメプラゾール	オメプラゾール錠、オメプラール錠	◎	◎
	エソメプラゾールマグネシウム水和物	ネキシウムカプセル	◎	◎
	ランソプラゾール	ランソプラゾールカプセル タケプロンカプセル	○	◎
	乾燥水酸化アルミニウムゲル	マーロックス懸濁用配合顆粒	◎	◎

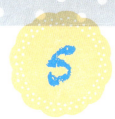

抗アレルギー薬（鼻汁、鼻づまり、かゆみ）

　花粉症やアレルギー性鼻炎、じんましんのときに使用することが多い薬です。目のかゆみには点眼薬、鼻汁と鼻づまりには点鼻薬を使用するなど、まずは局所の症状をやわらげる薬が優先されます（本章9「点眼・点鼻・点耳薬、外用薬」P.193参照）。

● **妊娠中**：目のかゆみや鼻汁・鼻づまりには、点眼薬、点鼻薬を使用し、症状が強いときにはロラタジン（ロラタジン錠、クラリチン錠）、セチリジン塩酸塩（セチリジン塩酸塩錠、ジルテック錠）、レボセチリジン塩酸塩（ザイザル錠）の内服薬を併用できます。薬の効果はジルテックとザイザルはクラリチンに比べ強く作用します。

● **授乳中**：妊娠中と同様に点眼薬と点鼻薬を使用し、内服薬を併用できます。

分類	一般名	商品名	妊娠	授乳
内服薬	ロラタジン	ロラタジン錠 クラリチン錠	○	◎
	セチリジン塩酸塩	セチリジン塩酸塩錠 ジルテック錠	○	◎
	レボセチリジン塩酸塩	ザイザル錠	○	◎
	エピナスチン塩酸塩	エピナスチン塩酸塩錠 アレジオン錠		○
	フェキソフェナジン塩酸塩	フェキソフェナジン塩酸塩錠 アレグラ錠		◎
	フェキソフェナジン塩酸塩／塩酸プソイドエフェドリン	ディレグラ配合錠		◎

気管支喘息治療薬
（喘鳴、咳）

　妊娠中、授乳中ともに治療の第一選択薬は吸入液が優先されます。ベクロメタゾンプロピオン酸エステル（キュバールエアゾール）、ブデソニド（パルミコートタービュヘイラー、パルミコート吸入液）などのステロイド吸入や抗アレルギー薬のクロモグリク酸ナトリウム（インタールエアロゾル、インタール吸入液）を使用し、発作時に気管支拡張薬のサルブタモール硫酸塩（サルタノールインヘラー）を併用します。

　内服薬としてテオフィリン徐放性製剤（テオフィリン錠、テオドール錠）やモンテルカストナトリウム（モンテルカスト錠、キプレス錠、シングレア錠）を継続使用できます。

分類	一般名	商品名	妊娠	授乳
ステロイド	ベクロメタゾンプロピオン酸エステル	キュバールエアゾール	◎	◎
	ブデソニド	パルミコートタービュヘイラー パルミコート吸入液	◎	◎
気管支拡張薬	テオフィリン徐放性製剤	テオフィリン錠 テオドール錠	○	◎
	サルブタモール硫酸塩	サルタノールインヘラー	○	◎
	ツロブテロール	ツロブテロールテープ ホクナリンテープ		◎
ステロイド ＋気管支拡張薬	フルチカゾン・サルメテロール	アドエアディスカス	○	◎
	ブデソニド・ホルモテロール	シムビコート	○	◎
	フルチカゾン・ホルモテロール	フルティフォーム	○	◎
抗アレルギー薬	モンテルカストナトリウム	モンテルカスト錠 キプレス錠、シングレア錠	○	◎
	クロモグリク酸ナトリウム	インタールエアゾル インタール吸入液	◎	◎

7 抗菌薬(風邪や咽頭炎、気管支炎などの一部の細菌感染)

　ペニシリン系、セフェム系、マクロライド系の抗菌薬(抗生物質)は、妊娠中、授乳中ともに使用できると報告されてきました。ところが最近、マクロライド系抗菌薬は妊娠中の服用で流産のリスクを上昇させると報告されたため注意が必要です(CMAJ 2017;189:E625-E633)。マクロライド系抗菌薬は、性感染症で最も頻度が高い性器クラミジア感染症のときに使用される薬です。

分類	一般名	商品名	妊娠	授乳
ペニシリン系	アモキシシリン水和物	パセトシン錠、サワシリン錠 ワイドシリン細粒	◎	◎
セフェム系	セファクロル	ケフラールカプセル	◎	◎
	セフィキシム水和物	セフスパンカプセル	◎	◎
	セフカペンピボキシル塩酸塩水和物	セフカペンピボキシル塩酸塩錠 フロモックス錠	○	◎
	セフジトレンピボキシル	セフジトレンピボキシル錠 メイアクトMS錠	◎	◎
	セフジニル	セフジニルカプセル セフゾンカプセル	◎	◎
	セフポドキシムプロキセチル	セフポドキシムプロキセチル錠 バナン錠	◎	◎
マクロライド系	エリスロマイシンステアリン酸塩	エリスロシン錠	△	◎
	クラリスロマイシン	クラリスロマイシン錠 クラリス錠、クラリシッド錠	△	◎
	ロキシスロマイシン	ロキシスロマイシン錠、ルリッド錠	△	◎
	アジスロマイシン水和物	アジスロマイシン錠 ジスロマック錠	△	◎
テトラサイクリン系	ミノサイクリン塩酸塩	ミノサイクリン錠、ミノマイシン錠	△	○

ニューキノロン系	レボフロキサシン水和物	レボフロキサシン錠、クラビット錠		◎
	モキシフロキサシン塩酸塩	アベロックス錠	△	○
	トスフロキサシントシル酸塩水和物	トスフロキサシントシル錠 オゼックス錠		○
	メシル酸ガレノキサシン水和物	ジェニナック錠		○
ホスホマイシン系	ホスホマイシンカルシウム水和物	ホスミシン錠 ホスホマイシンカプセル	○	◎

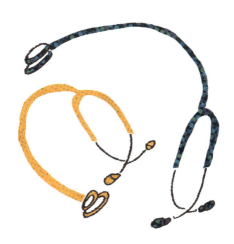

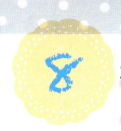

抗ウイルス薬（インフルエンザ、水痘、帯状疱疹）

　インフルエンザに感染したときは、妊娠中、授乳中ともにオセルタミビル酸塩（オセルタミビルカプセル、タミフルカプセル）内服、ザナミビル水和物（リレンザ）吸入薬での治療が行えます。また、これらの薬はインフルエンザ感染者との濃厚接触があった場合の予防投与（自費診療）としても使用できます。

　妊娠中に水痘（みずぼうそう）にかかると重症になりやすいため、アシクロビル（ゾビラックス錠）かバラシクロビル（バルトレックス錠）による治療を行います。授乳中も同様の治療が行えますが、水痘感染者との濃厚接触があった場合には、72時間以内に水痘ワクチン接種が行えます。これにより、発病防止または症状軽減が期待できます。

分類	一般名	商品名	妊娠	授乳
インフルエンザ治療薬	オセルタミビル酸塩	オセルタミビルカプセル タミフルカプセル	◎	◎
	ザナミビル水和物	リレンザ（吸入薬）	◎	◎
	ラニナミビルオクタン酸エステル水和物	イナビル（吸入粉末剤）		◎
ヘルペス治療薬	アシクロビル	ゾビラックス錠	○	◎
	バラシクロビル	バルトレックス錠	○	◎

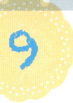
9 点眼・点鼻・点耳薬、外用薬

- **点眼薬**：抗菌薬、ステロイド、非ステロイド系抗炎症薬、抗アレルギー薬など、ほとんどの点眼薬は妊娠中、授乳中ともに使用できます。

- **点鼻薬**：ステロイド、抗アレルギー薬、血管収縮薬など、ほとんどの点鼻薬は妊娠中、授乳中ともに使用できます。

- **点耳薬**：抗菌点耳薬は、妊娠中、授乳中ともに使用できます。

- **外用薬**：ステロイド外用剤は、妊娠中、授乳中ともに使用できます。

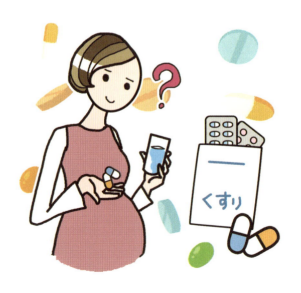

10 その他

- **市販薬**：薬局で購入することができる薬は総合感冒薬として販売されているものがほとんどです。解熱・鎮痛作用の薬としてイブプロフェンが含まれているものがあるため、妊娠後期の使用は避けたほうがいいでしょう。総合感冒薬で授乳中の服用により問題となる薬はないと思われます。

- **漢方薬**：データがないため、妊娠中での積極的な服用は推奨されていません。授乳中は通常の服用量であれば問題ないと考えられています。

- **サプリメント（栄養補助食品）**：妊娠中、授乳中ともに問題ありません。妊娠中は、葉酸、カルシウム、鉄を積極的に摂取しましょう。ビタミンAの過剰摂取には注意が必要です（第2部第1章1-②-(1)「ビタミンA」P.201 参照）。

- **ワクチン**：インフルエンザワクチンは妊娠中および授乳中にも接種できます。MR（麻しん・風しん混合）ワクチン、水痘ワクチン、おたふくかぜワクチンなどの生ワクチンは妊娠中には接種できませんが、授乳中には接種できます。

第 **2** 部

ちょっと気になること、病気のこと

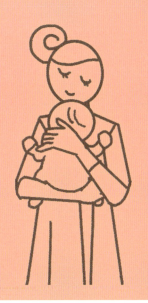

第 **1** 章

妊娠前・妊娠中にお母さんが気をつけたいこと

お母さんの食べ物・飲み物は、赤ちゃんにどんな影響を与えるのでしょうか。また、お母さんから赤ちゃんに病気が感染しないために、どんな注意が必要なのでしょうか。この章では、妊娠前・妊娠中のお母さんが日常生活で気をつけたい食べ物・飲み物や、感染症対策について説明します。

1 食べ物、飲み物

妊娠中にお母さんが口にするものには、胎児の健康や発育・発達に影響を与えるものがあります。では、赤ちゃんに必要な栄養素を摂るにはなにを食べたらよいのでしょうか。また、摂取に注意が必要な食べ物・飲み物はなんでしょうか。

① 積極的に摂取したいもの

（1）葉酸

葉酸は、水溶性（水に溶ける）ビタミンに分類される栄養素の一つで、ビタミンB群の一種です。タンパク質や細胞をつくるうえで重要な働きがあり、細胞分裂が活発な胎児の成長には欠かせない大切な栄養素です。そのため、妊娠中に葉酸が欠乏すると、胎児にさまざまな悪影響を及ぼすことがあります。

例えば、二分脊椎症です。これは、背中の脊椎の形成が生まれつき不完全な病気です。脊椎の中にある脊髄が外に出てしまっているものでは、生まれた直後に手術が必要になり、半数以上に水頭症（髄液の流れが悪くなり、脳室が拡大する病気）を合併し神経発達障害を残すことがあります。日本では1万人に6人の割合で認められ、年間100万人の赤ちゃんが生まれるとすると、毎年600人の赤ちゃんがこの病気をもっていることになります。

妊娠する1カ月前から妊娠3カ月くらいまでの間、葉酸を1日に400μg摂取することでこの病気の発症リスクを軽減できることがわかっています。通常、サプリメント

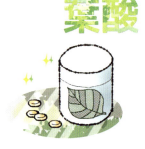

（栄養補助食品）で摂取することになりますが、過剰摂取もよくないので内容量がきちんと明記されているものを使用しましょう。また、ビタミンAの過剰摂取には注意が必要なので、マルチビタミンのようなものは避けたほうがよいと思います。

（2）鉄分

　貧血、特に鉄欠乏性貧血は世界における最も深刻な栄養不足問題の一つです。2014年の報告によると、発展途上国では人口の30〜50％、先進国でも4〜20％に鉄欠乏性貧血が認められています[*1]。日本人においても例外ではなく、健康な日本人女性の5人に1人（20％）が貧血であると報告されています[*2]。

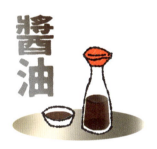

　このような状況に対し米国やカナダでは、小麦粉、とうもろこし粉、食塩、砂糖、シリアルなどに鉄を添加して対応しています。中国や東南アジアの国でも鉄を添加した醤油を学校給食で使用することが推奨されています。ところが日本ではそのような対応は一切とられていません。

　妊娠中にはお母さんの血液量が増加することや胎児の鉄の消費により鉄の需要が増加するため、貧血の割合は増加することが予想されます。米国からの報告では、妊娠初期から中期にかけて貧血であった妊婦の赤ちゃんは、早産のリスクが1.21倍、低出生体重のリスクが1.29倍あり、妊娠中に鉄剤を服用すると貧血のリスクが50％減少すると報告されています[*3]。

　ただし、鉄剤の服用を開始してから貧血が改善するのに1〜2カ月かかるため、妊娠してから服用を開始しても赤ちゃんの臓器形成に最も重要な時期である妊娠10週までの期間には間に合わなくなってしまいます。したがって、妊娠前から貧血対策を行っておくことが理想です。

　妊娠前から食事療法により積極的に鉄分を摂るようにしましょう。鉄と

して吸収されやすいのは肉類（牛肉、豚肉、鶏肉）、魚類（マグロ、カツオ、イワシなど）、内臓・レバー（鶏レバー、もつなど）などです。血液をつくるためにはタンパク質も一緒に摂取することが大切なため、肉類を多くとり卵も一緒に食べるようにしましょう。ただし、マグロは水銀を含み、レバーはビタミンAの過剰摂取の問題があるため注意が必要です。「妊娠中と産後の食事について　厚生労働省」で検索すると、厚生労働省のホームページを閲覧できます。パンフレットに食事面の注意点が具体的に書かれていますので参考にしてください。

（3）カルシウム

20〜30代の女性では1日600〜700mgのカルシウム摂取が推奨されていますが、実際には450mg程度しか摂れていないと報告されています。これはおよそ毎日500mlの牛乳パック1本分（227mg／200ml）が不足していることになります。妊娠中はカルシウムの吸収率は上がりますが、意識して摂取していきたい栄養素の一つです。

サプリメントによるカルシウム摂取は妊娠高血圧症候群を予防できると報告されています。[*4] ビタミンD（後述）と一緒に摂取することで効率よく体に吸収されます。

（4）ビタミンD

ビタミンDは腸管からカルシウムとリンの吸収を促進するため、骨の発育に欠かせないビタミンです。欠乏すると乳幼児ではくる病、大人では骨粗鬆症やそれ以外にもさまざまな病気の原因となります（コラム5「ビタミンDはお母さんにも！」P.49参照）。

日本人の妊婦では90％がビタミンD欠乏であるとの報告もあります。[*5] 母親のビタミンDは胎児にも移行し、母と児のビタミンD濃度は相関することがわかっているため、赤ちゃんのためにも妊娠中からの摂取を心がけていただきたい栄養素です。

妊娠中のサプリメントによるビタミンD摂取は、妊娠高血圧症候群の発症を減少させ、早産や低出生体重児の出生率を減少させます*6。

　ビタミンDは卵黄、干し椎茸、レバー、マグロ、カツオ、イワシ、サバなどに多く含まれていますが、マグロは水銀、レバーはビタミンAの過剰摂取の点から注意が必要です。

（5）魚
　以前から、魚をよく食べる人にうつ病の有病率が低いことが知られています。最近、妊娠中の母親7万5000人を対象に1日に食べる魚介類の量と抑うつ状態になりやすい項目を検討したところ、妊娠中期〜後期に魚をよく食べる人のほうがあまり食べない人より抑うつ状態になりにくいことがわかりました。水銀摂取の注意の必要がない魚を摂るようにするといいでしょう（本章Ⅰ-②-(3)「魚と水銀」P.202 参照）。*7

② 摂取または過剰摂取に注意したいもの

（1）ビタミンA
　ビタミンAは人の成長や生殖機能、皮膚を正常に保つ機能などに関与するため、妊婦や乳幼児に必要な栄養素の一つです。

　しかし、妊娠3カ月くらいまでの過剰摂取により赤ちゃんの"耳の形態異常"発生率が増加することがわかっています。レバーやうなぎにはビタミンAが多く含まれているため、妊娠中はなるべく避けるようにしたほうがいいでしょう。

　ビタミンAは、バランスのよい食事をとっていれば不足することはないと考えられます。もしサプリメントなどで補うなら、体内で必要な分だけビタミンAに変換されるβカロチンで摂取することが推奨されています。

（2）カフェイン
　カフェインは妊娠中には体内にとどまる時間が長くなること、また胎盤

を通過して赤ちゃんに移行しやすいため、赤ちゃんに影響を与えやすいと考えられています。カフェインの胎児への影響はまだはっきりとはわかっていませんが、一般的にカルシウムを尿中に排泄しやすくしたり、鉄の吸収を阻害したりする作用があります。

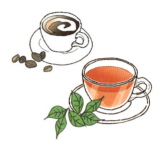

　カフェインはコーヒー、紅茶、緑茶、ほうじ茶、ウーロン茶だけではなく、コーラやココア、チョコレートにも含まれています。

　1日摂取量の上限は200〜300mgとされており、コーヒー2〜3杯、紅茶3杯、緑茶3〜4杯などとなっています。詳しくは「東京都食品安全FAQ　東京都福祉保健局」で検索してみてください。東京都保健福祉局のホームページで、食の安全に関するさまざまな疑問にわかりやすく答えています。

（3）魚と水銀

　魚には良質なタンパク質やカルシウム、健康によいとされているEPA（エイコサペンタエン酸）、DHA（ドコサヘキサエン酸）が多く含まれている一方、魚の種類によっては水銀を多く含むものあります。

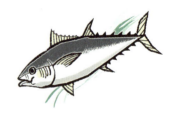

　妊娠中に水銀を多く摂取すると、胎児に影響を与える可能性があるため注意が必要です。注意が必要な魚の摂取量目安が厚生労働省から示されていますので、「魚について　厚生労働省」で検索してみてください。

〈水銀に関して注意が必要なおもな魚〉

マグロ（クロマグロ、インドマグロ、メバチマグロ）、キダイ、マカジキ、メカジキ、ユメカサゴ、クロムツ、キンメダイなど

〈水銀に関して注意の必要がないおもな魚〉

キハダ、ビンナガ、メジマグロ、ツナ缶、サケ、アジ、サバ、イワシ、サンマ、タイ、ブリ、カツオなど

（4）アルコール

妊娠中にお母さんが飲酒をすると、生まれてくる赤ちゃんに低出生体重、顔を中心とする奇形、発達障害などを生じる可能性があり、胎児性アルコール症候群（FAS）と呼ばれています。飲酒量との関係ははっきりわかっていませんが、最近では少量の飲酒でもどの妊娠時期でも生じる可能性があると考えられています。

そして、赤ちゃんへの影響もADHD（注意欠陥・多動性障害）との関係や大人になってからのアルコール依存症リスクなど、より広範囲に影響することがわかり、胎児性アルコール・スペクトラム障害（FASD）と呼ばれるようにもなりました。

最近の米国の検討では、地域により3〜10％の子どもたちに胎児性アルコール・スペクトラム障害（FASD）が認められたと報告されています。*8

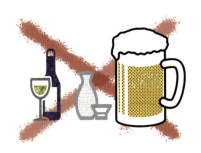

感染症

妊娠中や出産時、さらに出産後にも、お母さんから赤ちゃんに細菌やウイルスが感染することがあり、"母子感染"といいます。妊婦健康診査を受診し、必要な対策をとるとともに、手洗いやうがいなどで感染の予防に努めましょう。

① 防ぎたい母子感染

細菌やウイルスなどの病原体が人から人へ感染する様式（経路）には、飛沫感染、空気感染、接触感染があります（第Ⅰ部第7章2-③「その他の感染経路は？」P.159参照）。

それらとは別に、お母さんから赤ちゃんへ感染する経路を"母子感染"といいます。母子感染には、赤ちゃんがおなかの中にいるときに感染する胎内感染（胎盤感染と上行性感染）、出産するときに感染する産道感染、さらに母乳から感染する母乳感染があります［表1-1］。

赤ちゃんへの感染を防ぐとともにお母さん自身の健康管理に役立てるために、妊娠中に感染の有無を知るための血液検査をすることが重要です。検査には一般の妊婦健診に含まれているものと含まれていないものがありますので、ご自身で確認して必要だと思われるものは産婦人科の先生に相談しましょう。

感染経路		病態	おもな病原体：感染しやすい時期
胎内	胎盤	母体の血液中の病原体が胎盤を経由して胎児に感染します	B型肝炎ウイルス(HBV) C型肝炎ウイルス(HCV) 梅毒トレポネーマ：特に妊娠後期 風しんウイルス：妊娠20週くらいまで ヒト免疫不全ウイルス(HIV) サイトメガロウイルス(CMV) トキソプラズマ リステリア菌 ヒトパルボウイルスB19 ジカウイルス：妊娠初期 水痘・帯状疱疹ウイルス 麻しんウイルス
	上行性	産道に存在する病原体が上行性に子宮内に侵入し胎児に感染します	ヒト免疫不全ウイルス(HIV)：分娩前 B群溶血性レンサ球菌(GBS) 単純ヘルペスウイルス サイトメガロウイルス(CMV) リステリア菌
産道		経腟分娩のときに産道に存在する病原体と接触することにより感染します	B型肝炎ウイルス(HBV) C型肝炎ウイルス(HCV) ヒト免疫不全ウイルス(HIV) クラミジア・トラコマティス B群溶血性レンサ球菌(GBS) 単純ヘルペスウイルス サイトメガロウイルス(CMV) リステリア菌
母乳		母乳中に含まれる病原体を児が経口摂取することにより感染します	ヒト免疫不全ウイルス(HIV) ヒトT細胞白血病ウイルスⅠ型(HTLV-I)

母子感染［表1-1］

② 妊婦健診で一般的に行われる感染症

（1）B型肝炎

●感染経路と症状

B型肝炎ウイルス（HBV）はヒトの肝臓に感染し、その一部の人は抗体をつくらずにウイルスが体の中に存続し続けることになります。これを持続感染といい、これらの人をウイルス保有者（キャリア）といいます。キャリアの血液や体液、母子感染（胎盤、産道）により感染します。

キャリアのうち10～15％は慢性肝炎を発症し、さらにその10～15％は肝硬変や肝がんに移行します。現在日本では90万人以上（100～130人に1人）のHBVのキャリアがいると推察され、その多くが「自身の感染を知らないキャリア」だと考えられています[*9]（第1部第5章4「B型肝炎ワクチン」P.120参照）。

●胎児への影響

HBs抗原陽性のHBVキャリアのお母さんから生まれた赤ちゃんは、母子感染（胎盤、産道）により30％がキャリアとなります。さらにHBe抗原陽性のお母さんから生まれた場合は、80～90％と高率にキャリアとなってしまいます。[*10]

●対策

お母さんがHBs抗原陽性であった場合、赤ちゃんが生まれたらなるべく早く（できれば12時間以内）にHBグロブリンとB型肝炎ワクチン接種を行います。その後、生後1カ月、6カ月にもワクチン接種が行われ、生後9～12カ月に赤ちゃんの抗体価の検査が行われます。

母乳に関しては、母乳栄養児と人工（育児用ミルク）栄養児との間でキャリア化に差が認められないことより母乳を中止する必要はありません。[*11]

（2）C型肝炎
●感染経路と症状

　C型肝炎ウイルス（HCV）のウイルス保有者（キャリア）の血液や体液、母子感染（胎盤、産道）により感染します。感染した人の70％が肝臓で持続感染を生じ、キャリアとなります。現在日本では100万人以上（100人に1人）のHCVのキャリアがいると推察され、その多くが「自身の感染を知らないキャリア」だと考えられています。慢性肝炎、肝硬変、肝がん患者の60％がHCVのキャリアです。毎年3万人が肝がんで亡くなられているため、C型肝炎の感染予防の重要性が指摘されています。

●胎児への影響

　妊婦健診でHCV抗体が陽性であった場合、HCV-RNA定量検査を行います。HCV-RNAが陰性なら過去の感染の既往であるため赤ちゃんへの感染は認められませんが、HCV-RNA陽性の場合は10％の赤ちゃんに感染が生じます[*12]。

●対策

　B型肝炎ウイルスのような感染予防法はありません。ただし、有効な内服薬が開発され、ほとんどが体内からウイルスを排除できるようになりました。

　また、母乳栄養を中止する必要はありません[*12]。

（3）梅毒
●感染経路と症状

　梅毒トレポネーマ（細菌）の性交渉による感染で、ほとんどが症状の出ない不顕性感染となります。症状が認められるときは、感染後3週間で外陰部に硬結（硬いしこり）がみられ、3カ月後には全身に発疹（バラ疹）が認められます。

　世界保健機関（WHO）によれば、2008年の梅毒推定年間発生数は全世界で1000万人を超え、約200万人の妊婦が感染し、約52万人で流産・死産や

先天性梅毒（後述）の赤ちゃんが生まれていると推定されています。近年日本でも感染者が増加し、2017年の感染者は5770人と、44年ぶりに5000人を超えています。特に20代の女性が急増しているため、赤ちゃんへの感染の増加が懸念されています。

● 胎児への影響

妊娠中（特に後期）にお母さんが感染すると、母子感染（胎盤）により赤ちゃんに先天性梅毒を高率に発症します。先天性梅毒の赤ちゃんには発育不全、発達障害、骨や歯の異常を認めることがあります。

● 対策

妊娠初期に検査が行われますが、感染してから1カ月程度は血液検査をしても陽性とならない場合があるため、感染が疑われた場合は後期にも検査することをお勧めします。また、パートナーの方も検査をしておいたほうが安心です。感染を確認したら抗菌薬（抗生物質）による治療を行います。

（4）風しん

● 感染経路と症状

風しん感染者からの風しんウイルスの飛沫感染と接触感染により生じ、感染すると2〜3週間後に発熱、リンパ節の腫脹、発疹が認められます。

● 胎児への影響

妊娠初期にお母さんが感染すると、母子感染（胎盤）により出生する児に先天性風疹症候群（CRS）を発症する可能性があり、難聴、白内障、心臓病、発達障害などを認めます。CRSの発症リスクは妊娠週数が早いほど高く、妊娠4〜6週で100％、13〜16週で50％、20週以降では0％です。[*13]

● 対策

妊娠前に風しん抗体価検査を行い、抗体価が低ければワクチン接種をします。妊娠後に風しん抗体価の低いことがわかっても、妊娠中はワクチン接種ができません。妊娠中、特に流行があるときは感染者に接触しないような注意が必要となります。身近な人からの感染防止にパートナーの検

査、ワクチン接種も勧められています（第１部第５章８「MR（麻しん・風しん混合）ワクチン」P.132 参照）。

（5）エイズ（AIDS）：後天性免疫不全症候群
●感染経路と症状
ヒト免疫不全ウイルス（HIV）の血液や体液、すべての母子感染（胎内、産道、母乳）により感染します。感染しても特徴的な症状が出ない（不顕性感染）ことが多いため、感染したことに気がつかない場合もあります。感染後、５年くらいかけて感染者の免疫力を奪っていきます。最終的には重度の免疫不全状態となり、肺炎などの感染症や悪性腫瘍、認知症などを合併します。2016年現在、日本での感染者数は２万7000人を超えています。

●胎児への影響
母子感染は、胎内、産道、母乳とすべての時期で生じますが、その70％は分娩時期前後と考えられています。分娩時になにも対策を行わなければ、約30％の確率で赤ちゃんに感染します。

●対策
HIV 感染者のお母さんには、薬剤治療が行われ、陣痛発来前の帝王切開による出産で赤ちゃんへの感染は１％未満に抑えることができます。
　赤ちゃんの栄養は育児用ミルクが勧められています。

（6）成人Ｔ細胞白血病（ATL）
●感染経路と症状
ヒトＴ細胞白血病ウイルス１型（HTLV-1）の血液や体液、母子感染（母乳）により感染しますが、95％は生涯症状のないウイルス保有者（キャリア）となります。４〜５％が成人Ｔ細胞白血病（ATL）、0.3％がHTLV-1 関連脊髄症（HAM）を発症します。日本では、九州・沖縄地方を含む南西地方に多くみられます。

●胎児への影響

赤ちゃんへの感染は母乳感染がほとんどで、生後4カ月以上母乳を飲ませた場合、20％の赤ちゃんが感染すると考えられています。[*14]

●対策

母乳による感染を防ぐためには、育児用ミルクのみを使用する、冷凍した母乳を使用する、母体からの移行抗体が母乳中に存在するとされる3カ月以内の短期間に限って母乳栄養を行うなどの方法がとられています。

（7）性器クラミジア感染症

●感染経路と症状

クラミジア・トラコマティス（細菌）の性交渉による感染で、性感染症では全体の4割と最も頻度が高い病気です。感染しても症状が出ない不顕性感染がほとんどですが、まれに重症化すると子宮頸管炎や骨盤腹膜炎を生じることがあります。ほとんどが妊娠中の検査で見つかり、陽性率は全妊婦の2.3％ですが、20〜24歳では7.5％、19歳以下では15.9％と若い女性ほど高率になります。[*15]

クラミジア肺炎、オウム病（クラミジア・シッタン）とは原因菌が異なります。

●胎児への影響

妊娠中に感染すると流産・早産の原因となります。出産時の母子感染（産道）により新生児肺炎や結膜炎を生じます。

●対策

妊娠前または妊娠中に子宮頸管および腟の分泌物による検査ができます。感染と診断された場合は抗菌薬（抗生物質）で治療を行います。ただし、性器クラミジア感染症に有効なマクロライド系抗菌薬は妊娠中の服用で流産のリスクを上昇させると報告されたため注意が必要です。[*16]

また、クラミジア感染と診断された場合は、パートナーからの再感染を防ぐ目的で、パートナーの検査・治療も勧められています。[*17]

（8）B群溶血性レンサ球菌（GBS）感染症
●感染経路と症状
　B群溶血性レンサ球菌（GBS）は、妊婦の20～30％が腟や直腸にありふれた常在菌として保菌（菌をもっている状態）しています。この細菌は、健康なお母さんに悪さをすることはありません。
●胎児への影響
　GBS陽性のお母さんからの出産時の母子感染（産道）により、およそ1％の赤ちゃんが感染し発症します。発症すると全身に菌がまわる敗血症や髄膜炎を生じることがあります。
●対策
　妊娠35～37週で細菌培養検査を行います。GBSが陽性となった場合は、前期破水後または分娩中に抗菌薬（抗生物質）による治療が行われます。

③ 妊婦健診には含まれない感染症

（1）単純ヘルペスウイルス感染症
●感染経路と症状
　単純ヘルペスウイルス1型および2型による接触感染で生じますが、初感染のときはほとんどが症状を認めない不顕性感染です。一度感染すると体内に潜伏した状態でウイルスを保有します。1型は日常生活の中で感染し大人の半数以上が抗体をもっています。口唇ヘルペスと呼ばれ、体調不良や免疫力の低下にともない再発し、口唇や口周りに口内炎や水疱をつくります。2型は性器ヘルペスと呼ばれ、性交渉により感染することがほとんどで、成人の2～10％が感染している（抗体をもっている）と考えられています。1型と同様に体調不良や免疫力の低下にともない再発し、外陰部に水疱や潰瘍が認められたり、排尿時痛がみられるときもあります。
●胎児への影響
　おもに出産時の母子感染（胎内、産道）により新生児単純ヘルペスウイルス感染症を生じます。おもに単純ヘルペスウイルス2型（性器ヘルペ

ス）が原因ウイルスですが、1型が原因となることもあります。眼、皮膚、口腔に限局して症状がみられる場合と、内臓障害や脳炎がみられる中枢神経・全身型があります。抗ウイルス薬によって適切に治療が行われても20〜50％に後遺症が残る可能性があります。

●対策

出産時に外陰部に水疱などの病変を認めた場合は、性器ヘルペスを疑い産道での感染を防ぐために帝王切開を行います。

新生児単純ヘルペスウイルス感染症の10％は出産後に感染しているため、出生後の赤ちゃんの扱いにも注意が必要です。[18]

（2）サイトメガロウイルス（CMV）感染症
●感染経路と症状

感染者からサイトメガロウイルス（CMV）の接触感染により感染しますが、通常ほとんどの人が乳幼児期に感染し、体内に潜伏した状態でウイルスを保有します。妊婦の約70％が抗体をもっていますが（ウイルスを保有している）、抗体をもっていない30％の妊婦が妊娠中に初めてサイトメガロウイルス（CMV）に感染すると、母子感染（胎内、産道）により32％の児が先天性サイトメガロウイルス（CMV）感染症を発症します。[19] また、抗体をもっている妊婦でも、ウイルスの再活性化によりまれに母子感染を生じることがあり、1.4％に先天性サイトメガロウイルス（CMV）感染症を発症します。

●胎児への影響

先天性サイトメガロウイルス（CMV）感染症では多彩な症状を認めますが、低出生体重、小頭症、脳内石灰化、難聴、脈絡網膜炎、発達障害などが特徴的です。毎年約3000人の赤ちゃんが先天性サイトメガロウイルス（CMV）感染症と診断されている頻度の高い感染症です。

●対策

妊娠初期に抗体価（IgG）を検査し、陰性だった場合は「妊娠中の初感

染(初めて感染すること)ハイリスク」となり、妊娠中にサイトメガロウイルス感染症にかからないように注意が必要です。

妊娠中に初感染を生じる一番の原因となるのは「上のお子さん(兄姉)」です。乳幼児は保育園や幼稚園などでの集団生活で感染することが多く、ほとんどが不顕性感染で症状が認められませんが、数年にわたり尿や唾液中にウイルスを排泄します。したがって、上のお子さんのよだれの管理(玩具、食べ物、キスをする)やおむつの扱いには注意が必要です。

(3) トキソプラズマ症

●感染経路と症状

トキソプラズマ(原虫)は口から入ることにより人や動物に寄生し感染しますが、症状が出ないこともあり、通常は風邪症状のみのことが多い病気です。猫が感染した場合、2週間程度糞の中にトキソプラズマが排泄されるため、猫と接触したり、猫の糞が混ざっている砂場での土いじりやガーデニングで人に感染する可能性があります。

また、ブタがトキソプラズマに感染していた場合、その肉を加熱不十分な状態(非加熱肉:生肉、生ハム、燻製肉、乾燥肉など)で食べることにより人へ感染します。さらに、土壌などもトキソプラズマに汚染されていることがあるため、生野菜の摂取による感染も報告されています。

●胎児への影響

妊娠中に初めて感染すると母子感染(胎盤)により先天性トキソプラズマ症を発症することがあり、水頭症、脳内石灰化、視力障害、精神運動障害を認めます。

一般的に、妊娠初期は胎児に感染しにくく、後期のほうが感染しやすいと報告されています。しかし、胎児に感染した場合は妊娠後期であるほど軽症です。[20]

先天性トキソプラズマ症の発生数は出生1万人あたり1.26人と推定されており、年間100人以上の赤ちゃんが発症していると考えられます。[21]

●対策

　妊娠前または妊娠中にトキソプラズマ抗体検査を行い、抗体があれば今後感染することはありません（およそ10％の女性が抗体をもっています）。抗体がないときは飼い猫の抗体検査を行い、抗体があれば猫の糞から感染することはありません。猫にトキソプラズマの抗体がないときは、感染させないように外で遊ばせない、生肉を食べさせない等の対応をとります。また、本人も感染源になるような食材の摂取には注意が必要です。

　妊娠中の初感染が強く疑われるときは、抗菌薬（抗生物質）による治療を行います。胎児への感染防止は60％程度ですが、重症化を抑えると報告されています。[*22][*23]

（4）リステリア食中毒
●感染経路と症状

　リステリア・モノサイトゲネス（リステリア菌）の経口摂取による食中毒です。ナチュラルチーズ（未殺菌乳からつくられたチーズ）、非加熱肉（生肉、生ハム、パテ）やまれに生野菜や魚介類（スモークサーモン、パテ）などの調理済み食品から感染します。感染しても症状の出ない不顕性感染がほとんどで、症状が出る場合は高熱や嘔吐などの風邪に似た症状です。

●胎児への影響

　妊婦は健常成人より感染リスクが高く、重症化しやすいと考えられています。妊娠中に感染すると母子感染（胎内、産道）により流産や死産、早産の原因となることがあります。

●対策

　ナチュラルチーズ（国産品は加熱済み）や非加熱肉の摂取を控えたり、生肉の扱いに注意する必要があります。リステリア菌は冷蔵庫内でも増殖するので注意が必要ですが、加熱することで予防できます。

（5）リンゴ病（伝染性紅斑）

●感染経路と症状

感染者からのヒトパルボウイルスB19の飛沫感染および接触感染により、10日前後の潜伏期間の後、子どもでは約半数に微熱や風邪症状が出ます。その後1週間くらいして頬にリンゴのような赤い発疹がみられ、手足にもレース状の発疹が出ます。発疹が出る頃には感染することはほとんどありません。

大人が感染した場合、20％は無症状で、倦怠感や関節痛などの風邪症状が50％に認められます。典型的な頬の発疹を認めるのは25％程度です。

●胎児への影響

妊婦は妊娠中の初期から後期のどの時期での感染でも胎児水腫（全身に水が溜まり心不全を呈することが多い）を認めることがあり、流産や死産、早産の原因となります。

妊婦が感染した場合、胎児水腫が認められるのは2〜10％と報告されています。*24

●対策

抗体検査を行い、抗体が陽性であれば感染することはありません。陰性の場合、特に流行が認められるときは風邪症状のみられる乳幼児〜学童の子どもとの接触をできるだけ避けるようにしてください。パートナーの検査もお勧めしますが、この場合自費診療となります。

（6）ジカウイルス感染症（ジカ熱）

●感染経路と症状

おもにジカウイルス感染者から蚊を介して感染しますが、最近では性交渉による感染が注目されています。感染しても80％は症状が出ない不顕性感染で、症状が出る場合は熱などの風邪症状がほとんどです。

●胎児への影響

妊娠中、特に妊娠初期に感染すると母子感染（胎盤）により先天性ジカ

ウイルス感染症を発症し、小頭症などの中枢神経障害を認めます。
● 対策

妊娠中は中南米などの流行地域への渡航をなるべく避ける、または蚊に刺されないようにします。パートナーが流行地域への渡航歴がある場合は、帰国後しばらくは妊娠を避けるようにすることなどが勧められます。

（7）水痘（みずぼうそう）
● 感染経路と症状

水痘・帯状疱疹ウイルスの空気感染や接触感染により感染する、非常に感染力の強い感染症です。2〜3週間の潜伏期間の後に発熱と赤い斑点が認められ、斑点は水疱（水ぶくれ）となっていきます。水疱は全身に広がり、かゆみがみられます。妊婦が感染すると妊娠後期に重い肺炎を合併することがあり、死亡率は13〜14％と報告されています。

● 胎児への影響

母子感染（胎盤）により早産や流産、子宮内胎児発育不全を発症する可能性があります。特に妊娠初期に感染すると、先天性水痘症候群（CVS）を合発することがあり、赤ちゃんの手足の形成不全、筋肉の萎縮、脳炎、小頭症などを認めます。

● 対策

妊娠前にワクチン接種をしておくことが一番の予防になります。妊娠中に生ワクチン接種はできません。妊娠中、特に流行があるときは感染者に接触しないような注意が必要となります。

水痘の免疫が明らかではない妊婦が水痘感染者と濃厚接触した場合は、ガンマグロブリンの投与が推奨されています。また、妊娠中に感染した場合は、抗ウイルス薬（アシクロビル）により重症化を防ぐことが望ましいと考えられています。[*25] これらの治療は妊婦の感染および重症化予防であり、CVS発症を予防できるかはわかっていません。

（8）麻しん（はしか）

●感染経路と症状

麻しんウイルスによる空気感染、飛沫感染、接触感染により感染する、非常に感染力の強い感染症です。感染するとおよそ10日後に熱や咳などの風邪症状がみられ、その3日後くらいから口の中に白いプツプツした発疹（コプリック斑）や体に赤い発疹が認められ、熱は7～10日間続きます。

●胎児への影響

母子感染（胎盤）により早産や流産を生じる可能性があります。

●対策

妊娠前にワクチン接種をしておくことが一番の予防になります。妊娠中に生ワクチンは接種できません。特に風しん抗体価が低い場合は麻しん予防も兼ねて、MR（麻しん・風しん混合）ワクチンを接種しておくことをお勧めします。妊娠中、特に流行があるときは感染者に接触しないような注意が必要となります。

コラム21 風しんの抗体価がつきにくくても… 麻しんにかかっても…

ワクチンを接種しても風しんや麻しんの抗体がつきにくい方がいます。最近の検討では、風しんワクチン（またはMRワクチン）を2回接種すれば、風しん抗体価が低くても細胞性免疫の働きにより、おなかの中の赤ちゃんは先天性風疹症候群（CRS）になりにくいと報告されています。[*26] 細胞性免疫とは、病原体となるウイルス抗原に対して特異的に攻撃できる免疫細胞ができることをいいます。

また、麻しんワクチン（またはMRワクチン）を接種している人が麻しんにかかっても、発疹が認められるだけの軽症であることがほとんどで、このような場合を修飾麻しんといいます。修飾麻しんの患者さんは他の人へ感染を広げるリスクが非常に少ないこともわかっています。[*27]

いずれにしても、これらのワクチンは"2回接種"を行うことが大切です！

感染症対策のまとめ

(1)妊娠前のワクチン接種
MR（麻しん・風しん混合）ワクチン、水痘ワクチン

(2)妊婦健診で検査しておきたい感染症
〈一般的なもの〉B型肝炎（HBV）、C型肝炎（HCV）、梅毒（梅毒トレポネーマ）、風しん、エイズ（HIV）、ATL（HTLV-I）、性器クラミジア感染症（クラミジア・トラコマティス）、B群溶血性レンサ球菌感染症（GBS）

〈追加したいもの〉サイトメガロウイルス（CMV）感染症、トキソプラズマ症、リンゴ病（ヒトパルボウイルスB19）

(3)日常生活で注意すること

- **食べ物**（トキソプラズマ症、リステリア食中毒）

  なるべく十分に火の通ったものを食べる。肉はしっかり中まで加熱。非加熱肉（レア肉、生ハム、ローストビーフなど）や肉の加工品（パテなど）は食べない。魚のパテ、スモークサーモンからリステリア食中毒に感染したという報告もあり。輸入されたナチュラルチーズ（ソフトチーズ）は加熱殺菌されているか確認する。

- **手洗い**（トキソプラズマ症、サイトメガロウイルス〈CMV〉感染症）

  生肉などの調理後、ガーデニングや土・砂に触れた後、猫と遊んだりトイレの世話をした後、子どものおむつ替えをした後、子どもとの接触で唾液が手についた後、などは特に注意する。

- **妊娠中の性行為による感染**（梅毒、性器クラミジア感染症、単純ヘルペスウイルス感染症）

  妊娠中の性行為では感染を防ぐ目的でコンドームを使用する。

- **流行時の対応**（風しん、麻しん、水痘、リンゴ病など）

  流行があるときは、感染している可能性のある人（風邪症のある人）や子どもとの接触に注意する。

コラム22　生まれてくる赤ちゃんのためにも乳がん検診を！

「結婚を予定したら」「妊娠したら」と、女性のライフステージに合わせて検診を受けることをお勧めします。普段ならたいして問題とならない病気でも、妊娠中には母体や胎児に大きな影響をもたらすことがあるからです。

本文で説明されている母子感染から赤ちゃんを守るための検査は非常に大切です。子宮筋腫（きんしゅ）、子宮内膜症、卵巣腫瘍（しゅよう）、子宮頸（けい）がんなど、妊娠に影響を与える病気の検査も大切になります。

さらに、乳がん検診も大切な検査の一つです。妊娠中や産後は乳腺（にゅうせん）が発達しているため、セルフチェックが難しくなりご自身では異常に気づきにくいことがあるからです。妊娠～授乳期のおよそ２年間で乳がんになってしまい、進行してしまう可能性もあります。また、この時期に乳房の状態を知っておくことは授乳期の母乳ケアにも役立ちます。

乳がん検診として一般的なマンモグラフィはＸ線検査であるため、妊娠中には積極的に受ける検査ではありません。また、乳房を強く挟（はさ）んで操作するマンモグラフィは授乳期には避けられることが多いでしょう。

この時期に最適なのは"超音波（エコー）検査"です。超音波は被曝がなく、痛みをともなうこともありません。そして、実際に妊娠～授乳期のデンスブレスト（高濃度乳腺）には超音波検査が適しています。最近では、とても優れた乳腺専用３Ｄ超音波装置もあり、妊娠～授乳期の女性が苦痛なく信頼性の高い乳がん検診を受けることができるようになりました。

安心して出産・育児ができるように、そして育児を思い切り楽しむために、まずはお母さんが健康でなくてはいけません。妊娠～授乳期は女性の身体が大きく変化する時期です。このときこそ、ご自身の健康に目を向ける時期ではないでしょうか。

よよぎ女性診療所　所長　中村　浩（元東京医大八王子医療センター　産婦人科部長）

コラム23　超音波検査と胎児心臓精密超音波検査

　妊娠中に行われる検査の一つに"超音波（エコー）検査"があります。この検査により妊娠初期には、胎児の数や心臓の動き、胎児の入っている胎嚢（袋）が子宮の中にあるかなどのチェックが行われます。また、お母さん自身に子宮筋腫や卵巣腫瘍がないかなども確認できます。そして妊娠8週目くらいからは、胎児の頭や胴体などもわかるようになってきます。

　妊娠中期以降は胎盤や臍帯、羊水などの状態をチェックしながら胎児の発育をみていきます。頭部や腹部の大きさ、手足の状態、さらに肺や心臓の状態などもわかるようになりますが、最近では3D／4Dエコーなどで胎児の顔や体を立体的にみることもできるようになりました。

　"超音波（エコー）検査"の進歩により胎児のときから病気が見つかるケースがあります。その一つが先天性心疾患（心臓病）です。生まれてくる赤ちゃんのおよそ100人に1人に認められるため、決してめずらしい病気ではありません。先天性心疾患は、経過をみているだけで自然によくなってしまう軽症の病気から、生後すぐに手術が必要となる重症の病気までさまざまです。

　定期的に行う"超音波（エコー）検査"で心臓の異常が疑われた場合には"胎児心臓精密超音波（エコー）検査"が行われます。この検査は胎児心臓病の評価に精通した医師により行われるため、大学病院や専門病院を受診することになりますが、最近では産科クリニックでも受けられる施設があります。

　すべての先天性心疾患が診断できるわけではありませんが、出生前の胎児期に診断されることにより赤ちゃんの予後を大きく改善することが期待できる病気があります。このような先天性心疾患が胎児期に診断されると、心臓病の手術ができる病院で出産することにより、重篤な症状が出現する前に適切な管理や治療を行うことが可能となります。

　　　　　前川小児科クリニック　院長　近藤　敦（元亀田総合病院　新生児科医長）

第 2 章

気になる赤ちゃんの体のこと

赤ちゃんの体の状態や変化は、お母さんにとってとても気になることの一つです。その多くは成長にともない自然に解消するものですが、症状がひどい場合は対応が必要です。対応が早いほうが治りやすいケースもありますので、基本的な知識と注意点をみておきましょう。

1 頭のこと

(1) 大泉門

おでこの真ん中を頭のてっぺんに向かっていくと、髪の毛の生え際より少し上のほうにひし形のやわらかい部分がありますが、これが大泉門です。人の頭蓋骨はいくつかの骨が合わさって（縫合）つくられていますが、まだくっついていない開いている部分です［図 2-1］。通常は1歳半くらいまでには閉じてしまいます。強く押さないようにしてください。

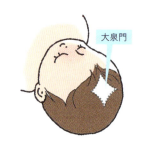

大泉門

(2) 産瘤と頭血腫

産瘤と頭血腫は生まれてきた直後の赤ちゃんの頭にできるコブのような膨らみで、産道を通ったときに頭が圧迫されてできたものです。

産瘤はリンパ液などの体液が溜まったもので、出生直後からみられ、触るとぷよぷよしています。数日間で自然に吸収されて消えていきます。

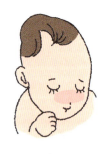

頭血腫は血液が溜まったもので、表面はちょっと固く、中はぷよぷよしています。硬いコブとして残り、消えるまでに数カ月かかります。血液が吸収されるときに溶血（赤血球が分解されること）が起こるため黄疸（本章 9-(1)「新生児黄疸」P.245 参照）がみられることがあります。

（3）髪の毛

生まれてきたときから「黒々してフサフサな髪の毛」だったり、生後数カ月しても「色が薄くて量も少ない髪の毛」だったりすることがあります。また、「逆立っている」ことを心配されるお母さんもいます。将来、毛深くならないか？ 薄毛にならないか？ ずっとこのまま？ と心配されるお母さんもいますが、この時期の髪の毛の量や質と将来の髪の毛とはほとんど関係ないようです。1歳くらいから髪の毛は生え変わり、だいたい3歳くらいまでには気にならなくなってくるでしょう。

また、抜け毛が生後3～4カ月くらいにみられることがありますが、生理的脱毛と呼ばれる髪の毛の生え変わりの過程でみられるものなので心配ありません。

（4）頭の形

頭の形に関しては第1部第6章をご覧ください。「頭がいびつ」ということで気にされているときは、頭蓋骨縫合線によることがほとんどです。

人の頭蓋骨はいくつかの頭の骨がくっついて（縫合）頭の形をつくっています。頭の骨と骨のつなぎ目を縫合線といいますが、特に額の上にある冠状縫合と後頭部にあるラムダ縫合は、生まれてきた直後には大きな段差がみられることがあります［図2-1］。これも成長とともに目立たなくなってきますので心配ありません。

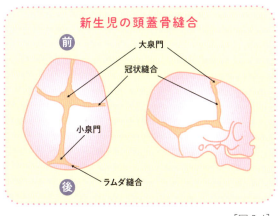

［図2-1］

2 耳のこと

（1）難聴と新生児聴覚スクリーニング

　生まれつき聴力の低下がみられる先天性難聴は、出生1000人に1～2人にみられる比較的頻度の高い病気です。難聴の原因は60～70％が遺伝性のもので、残りの30～40％が遺伝性以外のもの（感染・外傷・薬物など）によります。遺伝性以外のものが原因となる難聴では、特に先天性サイトメガロウイルス（CMV）感染症によるものの頻度が高く注目されています（第1章2-③-(2)「サイトメガロウイルス（CMV）感染症」P.212参照）。

　以前から難聴の発見は、日常生活での「音に対する反応がない」ことや、1歳6カ月健診時の「言葉が出ない」などによって気づかれることが多く、療育や治療の開始が2～3歳となることがしばしばみられました。しかし、治療開始が遅くなると言語発達に影響を及ぼすことが明らかとなり、欧米を中心に出生後の早い時期に聴力の検査を行う新生児聴覚スクリーニングが普及するようになりました。新生児聴覚スクリーニングの検査方法には、ABR（聴性脳幹反応）検査とOAE（耳音響放射）検査があり、ともに赤ちゃんが寝ている間の10分程度でできる検査で、痛みなどもなく安全に行えます。もし、この検査の結果、さらに詳しい検査が必要になった場合は、専門の施設で診てもらうことになります。

　東京都における2017年の調査では、病院と診療所（クリニック）の産科施設の8割以上で新生児聴覚スクリーニング検査が行われていましたが、出生した赤ちゃん全員に行っている施設は約半数で、半数は希望された方のみに行われていました。費用は分娩費に含ま

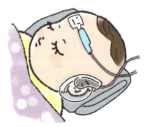

新生児聴覚スクリーニング検査

れているところが20〜25％で、その他の施設では1000〜1万2000円（平均5000〜7000円）の検査料となっています。[*2]

新生児聴覚スクリーニング検査は、欧米では義務化され公費で検査が行える国もありますが、日本ではまだ検査費用を助成してくれる市町村は限られており、2014年での調査ではわずか6.3％の自治体のみでした。[*3]しかし、ここ数年で助成を受けられる市町村も急激に増加しているため、お住まいの自治体に問い合わせてみてください。

（2）耳の形

赤ちゃんの耳は、生まれたときにちょっとした変形があったり、左右の耳の形や大きさが違っていることはよくあることです。したがって、耳の形が悪いということは一概にはいえません。生まれつき目立った変形として認められるものは、立ち耳（カップ耳）、折れ耳、埋没耳、スタール耳、耳垂裂といわれているものです［図2-2、P.227参照］。

立ち耳（カップ耳）、折れ耳、埋没耳、スタール耳は赤ちゃんのときにテープや針金を含んだ装具、粘土状の矯正具などで矯正することが可能な場合もあります。これは生後なるべく早い時期から開始したほうがよいものです。耳垂裂には手術が必要となります。

（3）副耳

副耳は耳の周囲にあるイボ状の突起で、出生100人に1〜2人にみられるものです。1個だけのときがほとんどですが、複数個ある場合もあります。小さなものから大きなものまであります［図2-2］。やわらかいものは皮膚だけからできているものなので、生後早い時期にナイロンの糸で副耳の根元のところを縛る（結紮術）と1〜2週間で自然に取れてしまいます。イボの中に硬いしこりが触れるときは、軟骨が入っているものなので、メスで切り取る方法（切除術）が必要になります。全身麻酔が必要になるので、赤ちゃんが大きくなるのを待って行うことが一般的です。

（4）耳瘻孔

耳瘻孔は耳介や耳の周囲に認められる小さな穴で、50人に１人くらいみられるものです［図2-2］。通常はなにもせずに様子をみていて大丈夫ですが、細菌が入って感染を繰り返すようなときは切除が必要となることもあります。

（5）耳垢と耳掃除

いわゆる"みみあか"のことを耳垢といいます。耳垢には乾燥した硬い乾性耳垢と湿ったやわらかい湿性耳垢がありますが、日本人を含むアジア圏では乾性が多く、欧米人には湿性が多くみられます。耳掃除をどうしたらいいかという質問を受けることがありますが、一般的には耳掃除は必要ないといわれています。耳垢は鼓膜までの通り道である外耳道にできますが、多くは外側の1/3にあるため自然に取れてしまうことも多いのです。綿棒などで擦ると、外耳道を傷つけてしまったり、かえって耳垢を奥に押し込んでしまうことがあるので注意が必要です。外耳道をふさいでしまうような大きな耳垢が見えるときは、耳鼻科や小児科を受診して取り除いてもらってください。

耳が匂うので診てほしいといわれることもよくありますが、耳垢や外耳道が匂うことはほとんどありません。耳の外側の耳介が問題となっていることが多いので、入浴時などによく洗うようにしましょう。また、向き癖があるといつも下になっている側の耳はジュクジュクしやすく、匂うことがあります（第１部第６章１-③「向き癖で問題となることは？」P.145参照）。

入浴中に水が入ったのではないかと心配されるお母さんがいますが、赤ちゃんの外耳道は狭く、入り口に耳の毛があるので、簡単に水が入ることはありませんし、たとえ入ったとしても奥の鼓膜まで達することは少ないので様子をみていても大丈夫でしょう。

耳介の変形と副耳・耳瘻孔

立ち耳（カップ耳）：耳の対耳輪と呼ばれる二又に分かれた隆起部分がない平らな耳で、立っているため大きく見えます。

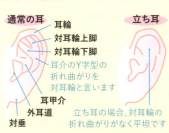

折れ耳：耳の上の部分が前側に折れ曲がった状態で、耳の軟骨が変形しています。向き癖によっても生じます。

埋没耳：耳の上の部分が耳の付け根の皮膚に埋もれている状態です。

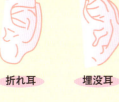

スタール耳：耳の対耳輪と呼ばれる二又に分かれた隆起部分が三又に分かれている状態で、後ろにとがったような形になっています。

耳垂裂：耳たぶが割れている状態です。

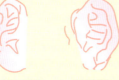

副耳：耳の周囲にできるイボ状の突起です。

耳瘻孔：耳介や耳の周囲にできる小さな穴です。

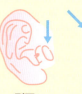

[図 2-2]

目のこと

（1）白目について

　生まれたときに白目の中に赤い点がみられることがあります。これは出産時に外部からの刺激が加わったことで生じる出血の跡ですが、1～2週間程度で自然に吸収されて見えなくなります。

　白目の中の灰色の点（シミ）は、白目の下の脈絡叢と呼ばれる膜が透けて見えているもので、成長とともに目立たなくなってきます。

　生後6カ月以降にみられるようになる白目の中の黒い点は、黒子の一種です。結膜母斑と呼ばれ、皮膚にできるものと同様に自然に消えることはありません。

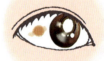
結膜母斑

　赤ちゃんが寝ているときに白目になっている（白目をむく）ことがあります。赤ちゃんは目を支える筋肉が発達していないために起こりやすいものです。成長とともに改善されるので経過をみてください。

（2）ものの見え方、視力、より目

　生まれてきたばかりの赤ちゃん（新生児）の視力は0.01くらいで光に反応する程度です。この頃の赤ちゃんは、左右の目の動きが合わなかったり、動きがぎこちないこともあるため心配されるお母さんがいますが、じっと焦点を合わせて見ることができない時期なので心配ありません。

　生後1～2カ月頃は50cmくらいまでのものを認識するようになり、追視（ものを追う）がみられるようになります。生後3カ月頃になると視力は0.05～0.1程度となり、比較的はっきりものが見え色を識別できるようにな

ります。生後6カ月では視力は0.1～0.2程度、1歳では0.3程度、2歳で0.5程度になります。そして、5歳頃には視力が1.0くらいとなります。

生後3カ月を過ぎても追視ができない、瞳が光って見える(白色瞳孔)、瞳が白い、眼が揺れる(眼振)などがみられるときは病気の可能性もあります。

赤ちゃんがより目ではないかと心配されるお母さんがいます。赤ちゃんは鼻が低く、鼻の根元の肉付きがいいこと(内眼角贅皮)、さらに相対的に黒目が大きいことから黒目の内側が隠れてしまい、より目のように感じることが多いようです。多くの場合は問題のない仮性内斜視または偽斜視といわれるものです。

しかし、ほんとうの斜視も小児の3％にみられ、特に内斜視の頻度が高いため注意も必要です。将来、視力障害などを残さないためには生後6～8カ月くらいまでの手術が推奨されているため、気になる場合はかかりつけの小児科医や眼科医に相談してみてください。

最近では"スポットビジョンスクリーナー"(Welch Allyn)という医療機器を備えている小児科クリニックが増えています。これは、大きなカメラのような機械で1秒ほどお子さんの眼を撮影するだけで、弱視の原因となる斜視や近視、遠視、乱視、不同視、瞳孔不同をチェックできるものです。生後6カ月から検査が可能です。

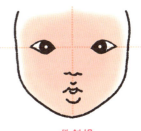

偽斜視

目は正面を向いているが、内眼角贅皮により内斜視のように見えるが、斜視ではない場合

（3）眼脂

一般に"目やに"といわれているものです。生まれたときから認められる眼脂の原因としては、結膜炎、逆さまつげ、先天性鼻涙管閉塞症、先天緑内障があります［図2-3］。

眼脂（目やに）の原因

⑴結膜炎
　白目の表面である結膜が炎症を起こしている状態。ウイルスや細菌の感染が原因。

⑵逆さまつげ
　本来外側を向いているはずのまつげが目の内側に向かって生えているため、角膜を刺激したり傷つけたりすることがある。

⑶先天性鼻涙管閉塞症
　涙の通り道である鼻涙管の通りが悪いことが原因となる。

⑷先天緑内障
　生まれつき眼圧が高いことにより生じる。

［図2-3］

まずは濡れたガーゼで軽く拭き取ってあげてください。目の内側から外側へ向かって行うようにしましょう［図2-4］。

結膜炎はウイルスや細菌の感染により生じます。軽いものであれば自然によくなりますが、長く続くときは抗菌点眼薬を使用することが一般的です。感染により生じたものであれば、数日間で改善することがほとんどです。

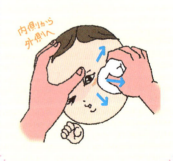

眼脂の拭き取り方

［図2-4］

逆さまつげは、医学用語では睫毛内反といわれ、まつげが内側に向いているため角膜を刺激して眼脂を生じることがあります。通常は抗菌点眼薬を使用して経過をみていれば改善することがほとんどです。逆さまつげ自体も自然によくなることが多いのですが、よくならないときは将来的に手術が必要となることもあります。

先天性鼻涙管閉塞症は生まれつき鼻涙管の通りが悪いために、涙が鼻に抜けずに涙目になってしまい、眼脂が出るようになるものです。鼻涙管は目の鼻側の付け根（いわゆる目頭）にある涙の通り道で、鼻までつながっている管です。先天性鼻涙管閉塞症はおよそ赤ちゃん10人に1人に認められ、生後6カ月までに70％、1歳までに90％が自然によくなるといわれています。軽いものであれば自然に経過をみていればいいでしょう。

眼脂が多い場合は、抗菌点眼薬を使用したり、鼻涙管の通りをよくするためにマッサージを行う方法もあります。マッサージは1日2〜3回、目の鼻側の付け根をやさしくポンポンと数回から10回程度押してあげてください［図2-5］。

ただし、細菌が入り炎症が起こると涙のう炎になることがあるため、小児科や眼科を受診して指導を受けてください。将来的に改善が認められないときには、鼻涙管に針金のようなもの（ブジー）を入れて通りをよくする方法（鼻涙管開放術）が行われます。

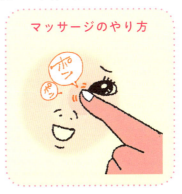

［図2-5］

また、3万人に1人とまれではありますが、眼圧が高くなることで生じる先天緑内障でも涙が多くなることにより眼脂がみられます。角膜径拡大（黒目が大きい）、光を極端にまぶしがる、眼瞼けいれん（まぶたがピクピク動く）がみられるときは注意が必要です。

4 口・舌のこと

（1）鵞口瘡（がこうそう）

舌や頬の内側の粘膜に白いミルクのカスのようなものがくっついていることがあります。これはカンジダというカビ（真菌）によって生じたもので、鵞口瘡と呼ばれる感染症です。カンジダは常在菌として大人がもっていることもめずらしくありません。生まれてくるときにお母さんの産道から感染したり、日常生活で感染することもあります。ミルクの飲みが普段と変わらなければ治療の必要はありません。

カンジダが便に排泄されるときに乳児寄生菌性紅斑（カンジダ皮膚炎）という、いわゆるおむつ皮膚炎（おむつかぶれ）を生じるときがありますが、この場合は治療を行います（本章8-(4)「おむつ皮膚炎（おむつかぶれ）」P.243参照）。また、お母さんの乳頭に感染し白い湿疹を生じたり、痛みがあるときは、赤ちゃんと一緒に治療をすることになります。

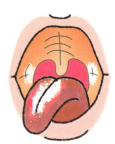

鵞口瘡

（2）上皮真珠（じょうひしんじゅ）

歯茎にできる白っぽい1.0〜3.0mmくらいの膨らみを上皮真珠といいます。赤ちゃんの2人に1人にできるもので、白く光っていることもあるためこのように呼ばれています。触るとやわらかい感触です。これは、赤ちゃんがおなかの中にいるときのあごや歯ができる過程で、組織が吸収されずに残ってしまったものと考えられ

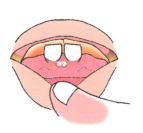

上皮真珠

ています。上あごの真ん中にできているものは
エプスタイン真珠と呼ばれることもあります。

　生後6カ月くらいまでに自然に吸収されて消えてしまいます。

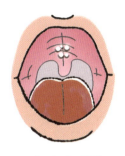

エプスタイン真珠

（3）舌小帯

　舌小帯は舌の裏にあるスジ（筋）のことです。この舌小帯が短いか、舌の先端のほうまで付いているものを舌小帯短縮症といい、赤ちゃんの50〜100人に1人にみられます。舌を出すとハート形に舌が割れて見えることもあるためハート舌と呼ばれることもあります。重症の場合を舌小帯癒着症といい、舌がうまく使われないために母乳がうまく飲めなかったり、離乳食をうまくつぶして飲み込めなかったりすることがあるといわれていますが、実際にはそのようなケースはほとんどないと考えられています。*4

　5歳くらいになって発音に問題（構音障害）がある場合（特に英語）は、手術を行ったほうがよい場合もあります。この時期には局所麻酔で行うことができますので、お子さんへの負担も少なくなります。

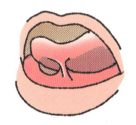

舌小帯

（4）上唇小帯

　上唇と前歯の間にあるスジ（筋）を上唇小帯といい、この筋が太くて大きいことがあります。通常は問題となることはありませんが、歯を磨くときに邪魔になったり、傷つけて出血したりすることがあります。また、乳歯が生えてきたときに歯と歯の隙間が大きく

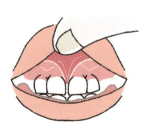

上唇小帯

あいて歯並びに影響するときは、切除が必要となることもあります。転んで口を打ったときに切れて出血しやすい場所でもあります。

通常は３歳くらいまでには筋が伸びてきて目立たなくなるので経過をみてください。

（5）吸いダコ

上唇が白く腫れて水ぶくれのようになってしまうときがあります。これは授乳時に上唇が内側に入り込んでしまい、乳首との摩擦により生じたものです。「アヒルの口」のようにしてミルクを飲めるようになると吸いダコはできなくなってきますので、様子をみていきましょう。皮をめくったりはしないでください。

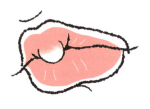

吸いダコ

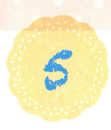

歯のこと

（1）歯の生え始め

乳歯は生後8カ月頃から、下の前歯から生え始めることが一般的ですが、個人差があります。上の歯から生え始めたり、1歳を過ぎてからまとまって生えてくることもあります。乳歯は全部で20本あり、2歳6カ月〜3歳6カ月頃に生えそろいます。

なかなか歯が生えてこないことを心配されるお母さんがいますが、1歳3カ月くらいまでは経過をみていていいでしょう。まれに歯の生えない先天欠如のこともありますが、レントゲン撮影で早期に診断したとしても、この時期に行える処置や治療はありません。

（2）先天性歯

生まれたときから歯が生えているときがあり先天性歯と呼ばれます。通常の乳歯が早く生えている場合と、本来の乳歯ではない過剰歯と呼ばれる余分な歯の場合があります。診断にはレントゲン撮影が必要です。

グラグラしているものでは、自然に抜けたときに誤飲をする恐れがあるため抜歯することがあります。お母さんの乳首を傷めるときは歯の先を丸く研磨する処置が必要となることもあります。

また、哺乳のときに歯で舌の下側を刺激することにより潰瘍を生じてしまうことがあり、リガ・フェーデ（Riga-Fede）病といいます。痛みで機嫌が悪くなったり、母乳の飲みが悪くなるときは抜歯が必要になることがあります。

（3）歯並び

　歯が生えてくると、歯と歯の間隔があいている"すきっ歯"であることや、歯が斜めに生えていることなどが気になることがあります。歯並びは乳歯がすべて生えそろったときに評価するものなので、数本しか生えてないときに心配する必要はありません。ただし、上唇小帯が太くて大きいことが原因の場合は切除が必要となることもあります（本章4-(4)「上唇小帯」P.233参照）。

　上の歯と下の歯の嚙み合わせが悪い場合（不正咬合）も、あごの成長とともに変化することが多いので、歯が生えそろう頃までは経過をみていくことがほとんどです。ただし、指しゃぶりを長く続けると、前歯が前に出たり、嚙み合わせが左右ずれたりと嚙み合わせが悪くなる原因になるため注意が必要です（第4章8「指しゃぶりとおしゃぶりはやめさせたほうがいい？」P.302参照）。

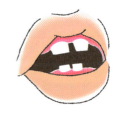

すきっ歯

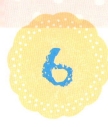

6 臍のこと

（1）臍肉芽腫

"臍の緒（臍帯）"は通常生後1週間以内に取れますが、その後も臍がジュクジュクしているときがあります。よく見ると臍の真ん中に小さな"できもの"が認められることがありますが、これが臍肉芽腫で臍の緒の組織の一部が残ってしまったものです。ほうっておくと、そのまま臍がジュクジュクした状態が続き、悪臭がしてきたり、細菌が繁殖することがあるため、処置が必要となります。

硝酸銀で焼いたり、根元をひもで縛ったりする医師が多いのですが、極端に大きなものでなければ医療器具の攝子などでつまんで取ってしまっても大丈夫です。また、ステロイド外用剤（抗菌薬を含むリンデロンVGなど）を塗ることで、多くの場合退縮します。

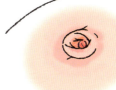

臍肉芽腫

（2）臍ヘルニア

臍ヘルニアとは、いわゆる"でべそ"の一種です。通常は臍の緒（臍帯）が取れると、その通り道（ヘルニア門）は自然に小さくなって閉じてしまいますが、ヘルニア門の穴が閉じないと臍ヘルニアという状態になり、赤ちゃんが泣いたときなど腹圧がかかると、おなかの腸が出て"でべそ"の状態になります。程度は異なりますが10人に1人くらいにみられるもので、1歳までに80％、2歳までには90％が自然によくなります。臍が出ているときでも、

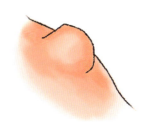

臍ヘルニア

通常は赤ちゃんに痛みなどはなく、ミルクの消化などにも影響しません。

大きなものでは、皮膚が圧迫され引き伸ばされるため、過剰皮膚を生じることによりヘルニア門が閉じた後の臍の形が悪くなることがあります。過剰皮膚が生じるのを防ぐ目的でスポンジ圧迫法（圧迫固定法）という処置が行われてきました。この方法はヘルニア門が閉じた後の臍の形をよくすることが目的でしたが、最近の検討ではスポンジ圧迫法により臍ヘルニアの99％が改善したとも報告され、ヘルニア門を閉じやすくする治療目的の点でも積極的に処置を行うことが多くなりました。*6

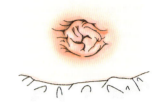

過剰皮膚によって形が悪くなった臍

スポンジ圧迫法では、一般的に綿球を使用することがほとんどです。臍の上に綿球を乗せ、医療用シートを貼ります［図2-6］。シートを毎週交換するよう指導する医師もいますが、シートを剥がすときに皮膚を傷めるため、個人的にはなるべく長く貼っておいたほうがいいと考えています。しかし、臍の穴が閉じてくると綿球自体が異物となり穴の閉鎖の邪魔になる可能性があるため、穴の大きさに合わせて綿球の大きさを調節する必要もあります。ほとんどの場合、2カ月くらいの圧迫で臍の突出は認められなくなります。

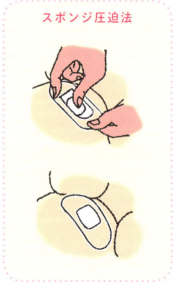

スポンジ圧迫法

［図2-6］

精巣・陰嚢・陰唇・陰茎のこと

（1）陰嚢・陰唇の黒ずみ

　生まれたときから陰嚢（精巣〈睾丸〉を包む袋状の皮膚）や陰唇が黒ずんでいることがありますが、ほとんどの場合が病気ではなく、成長とともに目立たなくなってきます。特に低出生体重で生まれた赤ちゃんに多くみられます。まれに副腎からのホルモンの影響で生じることがありますが、ほとんどの場合、産科施設入院中に行う新生児マススクリーニング検査で異常がないかがわかります。副腎からのホルモンの影響で生じる場合は、口唇、乳輪、わきの下や関節など、全身に黒ずみが認められます。

（2）陰嚢水腫

　陰嚢の大きさが左右で異なることがあります。ほとんどの場合、陰嚢水腫と呼ばれる陰嚢の中に液体が溜まっている状態です。ペンライトなどで光を当てると透けて見えることで診断が行え、90％は自然に消失します。ただし、10万人に1～2人と非常にまれですが、腫瘍の場合もあります。

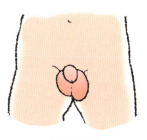

陰嚢水腫

（3）停留精巣

　陰嚢の中に精巣（睾丸）が触れない場合を停留精巣といい、100人に1～3人にみられます。およそ10％が左右両側に認められます。通常、妊娠32週くらいになるとおなかの中にあった精巣が陰嚢の中に降りてきますが、これが途中で止まってしまった状態です。生後3カ月くらいまでには自然に降りてくることがありますが、それ以降は自然下降しないと考えら

れています。最近では生後6カ月〜1歳までには手術をするようになってきています。

（4）遊走精巣

遊走精巣（移動性精巣）は精巣（睾丸）が陰嚢とおなかの中を行ったり来たりする状態で、陰嚢内に触れたり触れなかったりします。体温が高くなると精巣は陰嚢内に降りてきますので、入浴後などに確認してみてください。通常は経過観察でいいと考えられていますが、おなかの中に入っている時間が長いものや、きちんと陰嚢の下まで降りてこない場合は手術が必要となることもあります。

（5）陰茎の大きさ

陰茎、いわゆる"おちんちん"が小さく見える場合には、二つの理由が考えられます。一つは、陰茎がまわりの皮膚に埋もれていることにより小さく見える場合で、埋没陰茎といいます。この場合は年齢を重ねるうちに改善されてくることが多いので、通常は経過をみていくことになります。二つ目の理由は、実際に陰茎が小さい場合で、小陰茎といいます。この場合は男性ホルモンが出にくい、または作用しにくい体質をもっている可能性があるため検査をして治療を行うこともあります。

陰茎の長さは、恥骨から陰茎の先端までを計測します。小陰茎の診断は、新生児で2.5cm未満、3歳時で3.0cm未満、思春期（14〜15歳）で3.5cm未満と報告されています。計測は難しいので、気になったら小児科医に相談しましょう。

（6）包茎

陰茎の先を包む皮膚（包皮）の口が狭いため、陰茎の先端の亀頭を出せない状態を包茎といいます。ほとんどすべての赤ちゃんが生まれたときは包茎ですが、生後6カ月で70％、5歳以降では10％と減少します。包茎の

程度はさまざまで、皮膚の先端が全く開いていないものや、皮膚の先端が少し開き亀頭が見える場合もあります。

　赤ちゃんの包茎に対しては、決まった対処方法はありません。生後1カ月から積極的に治療をしたほうがいいという医師から、思春期まで経過をみてもいいという医師までいます。

　私の対処法は6・7カ月または9・10カ月健診のときに、陰茎の先端が花のつぼみのように"ツルっ"としていて全く開いていない場合［図2-7(a)］は、先端の皮膚を開いて少し亀頭が見えるようにしてあげています［図2-7(b)(c)(d)］。皮膚が引き伸ばされることで少し出血したりすることもありますが、保湿剤などの外用剤（がいようざい）を塗って様子をみてあげれば大丈夫です。この治療を皮膚翻転（ほんてん）といいます。この時期は、包皮と亀頭が分離せずにくっついていることが多いので、無理に完全に亀頭が見える状態［図2-7(e)］にまではせずに、様子をみてもらっています。思春期になると男性ホルモンの作用で包皮は急激に伸びやすくなるので、この時期にきちんと対処してあげれば大丈夫です。

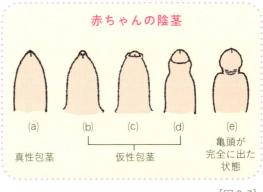

［図2-7］

　亀頭が出せない場合は、ステロイド外用剤を使用して陰茎の皮膚を伸ばしてあげる方法が効果的です。包皮を陰茎の根元のほうに引っ張りながら、亀頭先端にステロイドを1日1～2回塗ってあげます。包皮はとても薄いので、ステロイドにより皮膚がやわらかく伸びやすくなることを利用します。痛みもなく行え、数週間で亀頭の先端が出てくるでしょう。

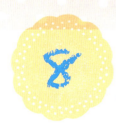

おしり・肛門のこと

（1）先天性皮膚洞

生まれたときから肛門のやや上に、へこみや穴があいている状態を先天性皮膚洞、または毛巣洞といいます。毛が生えていたり、赤く膨らんでいるときもあり、穴が深く奥の神経まで達しているときは、髄膜炎などの感染症を生じる可能性があります。また、まれに二分脊椎症という病気や脊髄に脂肪腫を合併しているときがあり、MRI検査が必要になることがあります。

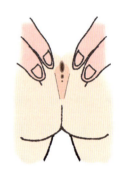

先天性皮膚洞

（2）スキンタグと見張りイボ

肛門の、時計でいうと"0時の方向"に、突起物のような皮膚の盛り上がりがみられるときがあります。これは皮膚が余ったもので、スキンタグと呼ばれています。女の子に多くみられますが、自然に小さくなっていきますので心配ありません。

生後6カ月以降になり、うんちが硬く、便秘傾向になると、肛門から出血が生じてしまうことがあります（いわゆる切れ痔）。これを繰り返すと皮膚が盛り上がった見張りイボという状態になることがあります。多くは時計の"6時の方向"にできます。外用剤で治療しますが、まずは便秘を解消してあげることが大切です（第3章9「うんちと下痢・便秘」P.272参照）。

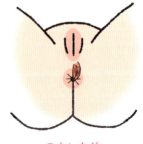

スキンタグ

（3）肛門周囲膿瘍

生後1カ月頃から肛門の近くにできるできもの（腫瘤）を肛門周囲膿瘍といいます。痛みのために不機嫌になり、おむつ交換のとき泣いたりすることもあります。原因はおむつ皮膚炎にともなう場合（次項(4)参照）と肛門の内側から細菌が侵入する場合があり、膿が溜まった状態になっています。抗菌薬（抗生物質）による治療はほとんど効果がなく、漢方（十全大補湯）が有効である場合があると報告されています。*10

多くの場合1〜1歳6カ月頃になると自然に消退してしまいます。腫瘤が大きくなり症状が強く出るときは、一時的に膿を出す処置（排膿）を行い、症状をやわらげることもあります。

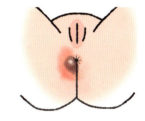

肛門周囲膿瘍

（4）おむつ皮膚炎（おむつかぶれ）

おむつ皮膚炎（おむつかぶれ）は、便・尿による刺激と蒸れやすいおむつの環境が相まって生じます。皮膚が赤く腫れたり、悪化すると皮膚がただれて剝がれたりすることもあります。対処方法の基本は、こまめにおむつを交換して清潔にしてあげることです。おしり拭きで強く拭き取るとかえって悪化させてしまうこともありますので、可能な限り洗い流してあげましょう。

最初の治療としては、おむつ交換後にワセリンなどの保湿剤を塗って、便や尿からの刺激を防ぐことです。よくならないときは亜鉛華軟膏やアズノール軟膏などの非ステロイド系外用剤を使用します。特に発赤が強い紅斑や皮膚の皮がむけるような悪いところには、4群ミディアムランクの弱いステロイド外用剤（第1部第2章5「ステロイド外用剤の種類と使い方」［表2-1］P.66参照）を塗り、その上に亜鉛華軟膏を重ね塗りすると効果的です。

比較的赤色が強く、周囲にポツポツと赤い湿疹がみられるときは、カン

ジダというカビ（真菌）が原因で生じる乳児寄生菌性紅斑（カンジダ皮膚炎）を疑います。皮膚科で顕微鏡検査をしてもらえば診断ができますが、皮膚症状と経過から小児科でもおおよその診断は可能です。この場合、ステロイド軟膏は効果がなく抗真菌剤の軟膏を使用します。

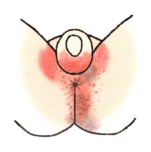

乳児寄生菌性紅斑

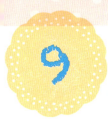

皮膚やあざのこと

（1）新生児黄疸

　赤ちゃんの白目や皮膚の色が黄色くなる状態を新生児黄疸といい、血液中の赤血球が脾臓で分解されたときに出るビリルビンという物質により生じます。ほとんどの場合が病気ではない生理的黄疸が原因となり、生後2〜4日頃に認められ1〜2週間で治まってきます。赤ちゃんは赤血球が多く、消化管や肝臓の機能が未熟であるために生じるものです。

　産科施設で退院までの間に経皮的黄疸計（皮膚に当てて計測する機器）を用いたり、採血によりビリルビンの値を計測して経過をみます。値が高くなった場合は、赤ちゃんの体に光を照射してビリルビン値を低下させる光線療法が行われます。体内のビリルビンの量が過剰になると、核黄疸という脳に障害を生じることがあるため、それを防ぐ治療です。

　生後1〜2週間以降にもみられる黄疸のほとんどが母乳性黄疸と呼ばれるものです。母乳に含まれる女性ホルモンの影響で、ビリルビンを肝臓で処理する能力が低下するために生じます。母乳をよく飲んでくれて、活気もあるようなら自然に軽快するので経過をみていても大丈夫です。生後2週以降にも認められる黄疸で注意が必要なのは、胆道閉鎖症という病気により生じる場合です。この病気では便が白くなるのが特徴です。

（2）胸の膨らみと副乳

　生まれて間もない赤ちゃんのおっぱいが膨らんでくることがあります。また、お乳のような白い液体が出てくるときもあります。これはお母さんからのホルモンの影響により生じているので、数週間でみられなくなります。

　乳首の先に白いできものがみられるときがあります。これは脂肪のかたまりなので数カ月で消えてしまいます。

左右二つの乳輪以外に、わきや胸に別の乳輪がみられることがあります。副乳といい男児の1.5％、女児の５％に認められます。小さいものだと、あざと間違われることがあります。子どもの頃は特に問題となることはないので経過をみます。

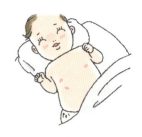

副乳

（３）母斑

　生まれつきある"あざ"を母斑といい、おもに血管とメラニン色素によって形と色がさまざまに異なってみえます。

●赤いあざ（血管腫）

・サーモンパッチ

　生まれたときから上瞼や眉間、額の中央にみられる表面が平坦な淡い赤色のあざです。１〜２歳で消えてしまうものがほとんどですが、１歳６カ月を過ぎても消えないときはレーザー治療が行われることがあります。

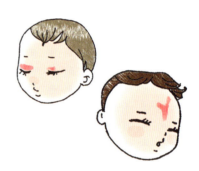

サーモンパッチ

・ウンナ母斑

　生まれたときから後頭部からうなじにかけてみられる表面が平坦でくっきりした赤色のあざです。６歳頃までに約半数が消えますが、残りの半数は成人まで残ります。しかし、消えない場合でも髪の毛で見えにくい場所なので気になることはあまりないでしょう。

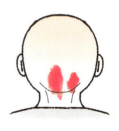

ウンナ母斑

・イチゴ状血管腫

　生まれたときは目立たないことがほとんどですが、数日から週数間で大きくなり、赤色も鮮明になります。皮膚から隆起しているものがほとんどです。多くが生後4～6カ月でピークとなり最も目立ちますが、5歳までに50％、10歳までに90％が消失します。しかし、特に大きく隆起するものでは20～40％に皮膚の弛み、痕や瘢痕を残すため、顔などの目立つ場所にあるものや大きなものにはレーザー治療を行うことがあります。ピークになる前の生後2～3カ月までに開始すると消退を早めたり、ピーク時の大きさを小さくとどめる効果が期待できます。[*12]

　2016年にβブロッカー内服治療が日本でも承認されました。βブロッカーは循環器系の薬物で投与中の管理に注意が必要となるため、一般には大学病院などで治療が行われています。大きなものや目立つところにあるとき、レーザー治療が難しい場所（目のまわりなど）にある場合が治療の適応になると思われます。

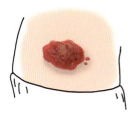

イチゴ状血管腫

・ポートワイン母斑

　生まれたときから全身のどこにでもみられる表面が平坦で赤ワインのような赤色のあざです。自然に消えることはなく、生後早期からレーザー治療をしたほうが治療効果が良好との報告もあります。また、片側の顔にみられるものでは、スタージ・ウェーバー（Sturge-Weber）症候群という病気をともなうことがあるため小児科医に相談しましょう。[*12]

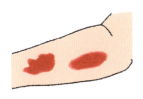

ポートワイン母斑

第2章　気になる赤ちゃんの体のこと

● 青いあざ

・蒙古斑

おしりから腰のあたりにみられる青色のあざで、黄色人種のほぼ全員に認められます。小学生になる頃には自然に消えます。

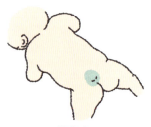
蒙古斑

・異所性蒙古斑

おしりから腰以外にみられる青色のあざで、数カ所にみられることもよくあります。手背、腕、肩から腕、下肢によくみられます。これは蒙古斑とは異なり必ずしも自然に消退するとは限りませんが、大半は成人までに消えるため経過観察されることが多いようです。ただし、色の濃いものは消えにくい傾向があり、成人になっても残る割合は数％といわれています。

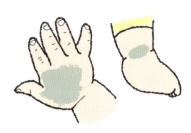
異所性蒙古斑

また、特に青色が強いものを青色母斑といい、これは消退することはありません。色の濃い異所性蒙古斑と青色母斑は、乳幼児期にもレーザー治療の適応となります。

・太田母斑

通常、顔の片側にみられる淡い青色のあざで、生まれたときからみられるものと思春期以降になってみられるものがあります。自然に消退することはないので、レーザー治療が行われます。

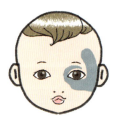
太田母斑

●茶色いあざ

・扁平母斑

生まれたときからみられる淡い褐色で表面が平坦なあざです。悪化することはありませんが、自然に消退することもありません。美容（見た目）目的にレーザー治療が行われますが、効果には個人差があります。最近では乳幼児の時期からレーザー治療を行ったほうが効果的であると考えられていますが、再発率も高いあざです。

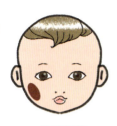

扁平母斑

直径1.5cm以上のものが6個以上みられる場合はカフェオレ斑と呼ばれるもので、神経線維腫症という病気を合併していることがあるので検査が必要となります。

・脂腺母斑

生まれたときから頭や顔にみられる表面が凸凹した白色から淡黄色のあざです。頭部に認められるときは毛が生えていないことで気づけます。年齢とともに褐色調になってきます。将来、悪性腫瘍となる確率は約1％です。美容的な面（見た目）を含めて、切除するか検討します。切除で生じる皮膚の欠損に対して皮膚を寄せて縫い合わせますが、頭の皮膚がやわらかい1歳くらいまでに行うほうが有効であるとの考え方もあります。

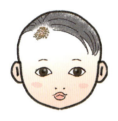

脂腺母斑

●白いあざ

・脱色素性母斑

生まれたときからみられる皮膚の色が部分的に白く抜けたように見えるあざです。体や四肢にみられることが多く、通常は自然に消えることはあ

りませんが、成長とともに目立たなくなることもあります。

大きなものが帯状に多くみられるときは、伊藤白斑の可能性があります。てんかんや発達障害を認めることがあるため精査が必要となります。

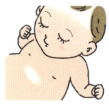
脱色素性母斑

・尋常性白斑

生まれた後にみられる皮膚の色が部分的に白く抜けたようになるあざです。自然に消退することはありませんが、治療に関してはいろいろな考え方があるようです。似ているものに単純性粃糠疹、いわゆる"はたけ"と呼ばれるものがあります。これは小児期に認められ、1年〜数年で自然消退します。

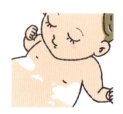
尋常性白斑

● 黒いあざ
・先天性色素性母斑

生まれたときからみられる黒から褐色のやや厚みのあるあざで、毛が生えているものもあります。特に大きなものを巨大色素性母斑といい、将来的に悪性黒色腫が発症することがあるため、学童期くらいに治療が行われることが一般的です。

・黒子("ほくろ"のこと)

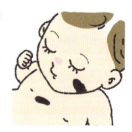
先天性色素性母斑

通常は生まれたときにはなく、数カ月してからみられるようになる褐色から黒色の腫瘤です。医学的には母斑細胞母斑といい、自然に消退することはありません。がんになったりすることはありませんので経過をみます。将来、美容的（見た目）に問題となるときは、レーザー治療や切除術が行われます。

● その他

・稗粒腫（はいりゅうしゅ／ひりゅうしゅ）

顔、特に目のまわりにできる直径1.0㎜程度の白い粒状の湿疹です。お母さんからのホルモン影響などで皮脂が溜まってできたものと考えられています。通常、自然に消えますので様子をみてください。

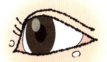

稗粒腫

> **コラム24** レーザー治療は早いほうがいい？
>
> 「乳幼児の皮膚は薄いので、レーザー光が深くまで入りやすい!?」「早く始めたほうが傷の治りがよく、跡が残りにくい!?」など早期治療を勧める理由はいくつかありますが、"早めに治療したほうが、大きくなってから治療するよりも結果がいい（きれい！）"かどうかは明らかではないようです。
>
> どんなレーザー治療でも複数回の治療が必要になるので、まずは1回治療をしてみるのもよいと思います。痛みはありますが、副作用はほとんどみられません。
>
> 「首がすわった」「予防接種が一通り終わった」「治療による痛みが記憶に残らない3歳頃までに」など、全身状態やご家族の理念に合わせて行うのもいいでしょう。
>
> 命に関わるものではないだけに、焦らず、将来の医療の進歩に期待することも選択肢の一つになると考えます。
>
> 南平台緒方クリニック　院長　緒方 寿夫（元慶應義塾大学医学部 形成外科准教授）

> **コラム25** レーザー治療には保険がきく？

　生まれつきみられる"あざ"のレーザー治療の一部は保険適応となっています。ある程度治療効果が確立したものが適応となり、あざの種類と使用できるレーザーが指定されています。

　毛細血管が増えた「赤いあざ（血管腫）」、メラニン産生細胞が皮膚の深いところに取り残された「青いあざ」などに対しては、指定されたレーザー治療機を使用すれば健康保険での治療が可能です。

　一方、メラニン産生細胞が増えてしまった「黒いあざ」などは、保険適応とはなりません。レーザー治療に詳しい医師にまずは相談してください。

南平台緒方クリニック 院長　緒方 寿夫（元慶應義塾大学医学部 形成外科准教授）

10 手・足のこと

(1) 爪(つめ)

赤ちゃんの巻き爪が気になるとよく相談を受けます［図2-8］。赤ちゃんは無意識に手が顔にいってしまい、傷をつけてしまいます（第3章8「顔や頭をひっかく」P.270参照）。そのためか、お母さんが爪を深く切りすぎてしまうこともあるようです。また、きれいに切ろうとして指の形に合わせて先を丸く切ってあげるのが一般的でしょう。

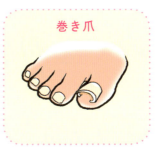

［図2-8］

赤ちゃんの爪はやわらかいので、両わきを深く切ると皮膚の内側に食い込んだ形、いわゆる巻き爪の状態になってしまいます。爪はあまり深く切りすぎず（白い部分も少し残る程度）、両わきを丸く切らずに残しておく（爪を水平に切るイメージ）ようにしましょう［図2-9］。

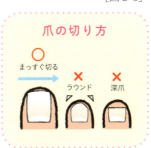

［図2-9］

また、爪の反り返り(そ)（スプーンネイル）を気にされる方もいらっしゃいます［図2-10］。まれに鉄欠乏性貧血(てつけつぼうせいひんけつ)でそのような症状が出る場合もありますが、多くの場合は赤ちゃんの爪がやわらかいことが原因なので、経過をみていていいでしょう。顔色が悪い、元気がないなどの貧血症状をとも

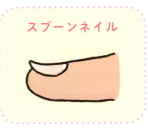

［図2-10］

なうときは注意が必要です。

(2) 足・下肢の形

足首から下が内側を向いていることがありますが、簡単に正常の位置に戻すことができるのであれば心配ありません［図2-11］。お母さんのおなかの中にいたときの体位により一時的に生じているので、自然に改善していきます。正常の位置まで戻すことができない、または戻すのに力が必要なときは、先天性内反足の可能性があります。1000人に1人の割合で認められ、およそ半分は両足にみられます。この場合は、矯正などの治療が必要になります。

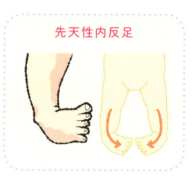
[図2-11]

下肢がO脚ではないかと心配され、相談にこられる方が増えています。これはビタミンD欠乏によるくる病が雑誌などでも取り上げられるようになった影響だと思われます。くる病では下肢のO脚が一つの特徴です。

両膝が外側に向かって広がっているものをO脚、反対に内側に向かっているものをX脚といいます。大切なのは子どもの下肢の形は年齢により変化することです。*13 赤ちゃんはO脚であることが普通で、歩行を始める1歳前後にはO脚がいっそう目立つようになります。O脚は2歳くらいまでに自然に矯正され、その後はX脚が認められるようになります。3歳半でX脚は最大となり、6歳くらいに矯正されてくるようです。

O脚の一つの目安として、足首を

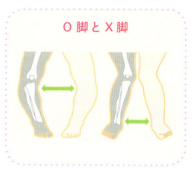
[図2-12]

そろえて立ったとき、両膝の間に大人の指が３本以上（約５cm）入る場合は注意が必要です［図2-12の左］。Ｘ脚の目安としては、足首の間が大人の指４本以上（約７cm）あいている場合は注意が必要となります［図2-12の右］。

（3）股関節脱臼

以前は先天性股関節脱臼といわれていましたが、生まれつき脱臼している場合は少なく、多くが生後に生じることがわかってきたため、「生まれつき」を意味する「先天性」という言葉が外れ、股関節脱臼と呼ばれるようになりました。専門的には発育性股関節形成不全といい、足の付け根の関節が外れる病気で、およそ1000人に１～２人に認められます。

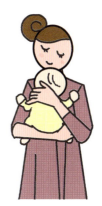

股関節脱臼を
起こしにくい抱き方

生まれたばかりの赤ちゃんの股関節はしっかりと安定していないため、脱臼を起こしにくい環境をつくってあげることが大切です。赤ちゃんの足が両膝と股の関節が十分に曲がったＭ字型になるのがよい姿勢とされています。正面抱き（いわゆる「コアラ抱っこ」）だと膝が曲がりＭ字型の姿勢をとりやすくなります。横抱きの場合は股の間に手を入れてあげるといいでしょう。また、おむつ替えのときは、両足を引っ張って伸ばした状態にせずに、曲げた状態でやってあげましょう。

逆に悪い姿勢は、立て膝になったり、足が伸ばされた状態になることです。また、股関節脱臼を発症しやすい条件は、家族に股関節の悪い人がいる、骨盤位（逆子）で生まれた、向き癖がある、寒い地域や時期に生まれたなどです。向き癖があると、顔が向いている方向と逆の足が立て膝の状態になりやすく、寒い環境では足を伸ばした状態で体全体をくるんでしまうことが原因です。

股関節脱臼は診断された月齢で治療法が大きく変わります。生後3〜4カ月で診断されればリーメンビューゲルというベルト状の装具を3カ月程度装着していれば外来通院で治

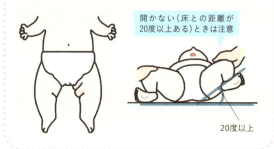

[図 2-13]

せますが、生後6カ月以降に診断された場合は入院して足を引っ張る治療が必要となることが多く、さらに遅くなると手術が必要になることもあります。

2013年に行われた日本小児整形外科学会の調査では、2年間に1295人の子どもが股関節脱臼と診断されましたが、うち199人（15.4％）は1歳以降に診断され、ほとんどの児が定期検診を受けていました。[*14] つまり、一般の健診でも股関節脱臼は見逃されやすい、診断しにくい病気だといえます。

したがって、家でも少し気にかけて観察してあげてください。脱臼していると、脱臼している側の皮膚がたるんでシワが多くなるため、太もものシワの数が左右で異なる場合は注意が必要です［図2-13の左］。また、足を大きく開いたときに、床との角度が20度以上あるときも要注意です［図2-13の右］。

第 **3** 章

赤ちゃんの気になる症状とその対応

「高熱が出た」「ミルクを吐(は)いた」「便の色がおかしい」「あせもができた」などなど、赤ちゃんに関する心配事はいっぱいあります。この章では、よくあるケースと基本的な対処法を説明します。

1 体温と室温

●赤ちゃんの体温

赤ちゃんの体温には個人差がありますが、およそ36.5〜37.5℃が平均です。1日の中でも高めのときと低めのときがあるのが普通です。また、体温を調節するしくみが未熟なため環境の影響を受けやすいことも特徴です。普段から朝、昼、夜の赤ちゃんの平均体温を知っておくのがいいでしょう。

検温はわきの下で計測するものを使いましょう。赤ちゃんの外耳（耳の入り口から鼓膜まで）は狭く短いため外の温度の影響を受けやすいので、鼓膜で計測するものは正確に計測できないときがあります。

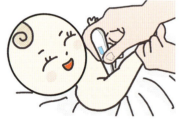

赤ちゃんの検温

●適切な室温は？

室温は、基本的には大人が快適と感じられる環境なら大丈夫です。夏は27〜28℃前後、冬は22〜23℃前後くらいが適温で、特に生後1〜2カ月の赤ちゃんはなるべく日中と夜間の温度差が小さいほうが理想的です。暖房機を使用するときは加湿を心がけてください。

赤ちゃんの体温が38.0℃以上になったときは発熱の可能性がありますが、環境の影響によることもあります。このときも慌てずに着ているものや室温を調節してみてください。徐々に体温が低下することもよくあることです。

発熱と解熱剤

●発熱について

「熱が高くなったら薄着にし、過ごしやすくしてあげてください」とお話しすると、「えっ!?」と驚かれる方がたまにいます。「熱があるときはたくさん着て、汗をかかせて、熱を下げて……」と考えていたようです。

大人の場合、熱があるときに汗を出すと確かに熱が下がることがあります。しかし、赤ちゃんの場合は汗で体から水分が出てしまうほうがよくないことが多いのです。

「昨晩、熱が38.5℃も出たので解熱剤を2回使いました」「熱があると怖くて、頭がおかしくなってしまわないかと……」。このように考えているお母さんは多いと思います。しかし、熱が

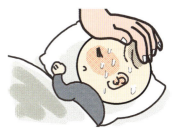

汗はかかせないように

高いからといって頭がおかしくなる（悪くなる）ことはありません。頭に問題が生じるのは、髄膜炎や脳炎のために長時間けいれんが続いたり、脳が酸素不足になってしまった場合です。解熱剤を使って、たとえ熱を下げたとしても髄膜炎や脳炎の発症を予防することはできません。

熱は脳の中心にある視床下部という、いわば頭の心臓みたいなところでコントロールされています。体の中にウイルスや細菌などの病原体が侵入すると、免疫系が活発になり自律的に発熱します。ウイルスや細菌は熱に弱いため、自分の体を守るため、そして戦うために発熱していると考えられています。つまり、熱が出ることは悪いことではないのです。

●どんなとき解熱剤が必要？

　解熱剤の使用方法として、「38.5℃以上のとき」と処方箋に書かれていることが多いと思いますが、必ず使用するようにということではありません。熱が40℃あっても普段とあまり変わらずに過ごせているのなら、解熱剤を使う必要はありません。「熱があることによって眠れない」「グタッとしてしまって水分が摂れなくなっている」ときなどに使用してください。睡眠がとれなければ十分に病気と闘えませんし、水分が摂れなければ脱水になってしまいます。

　解熱剤の効果は4～6時間程度なので、効果が切れれば体温は再び上昇してきますが、一時的に熱が下がれば睡眠がとれることもあります。また、39.0℃以上あるときには解熱剤を使用しても38.0℃くらいまでしか下がらないことが多いのですが、少し楽にしてあげることで水分が摂れるようになることもあります。解熱剤の効果がある間に集中して水分摂取に努めてください。

　解熱剤は睡眠をとらせてあげるため、水分を摂取しやすくするためなど"目的をもって"使用することが大切です。単に熱があるから、と使用する必要はありません。

●お風呂に入っても大丈夫？

　熱があるとき、風邪を引いているときにはお風呂に入れてはいけないと思っているお母さんは多いでしょう。でも、必ずしもそんなことはありません。お風呂に入ることで問題となるのは、熱い湯につかることにより体温が上がってしまったり、体力を消耗してしまうことと、冬の時期での湯冷めです。ぬるめのお湯につからせたり、シャワーで軽く流してあげたり、湯冷めをしない環境をつくってあげれば問題ありません。ただし、グタッとしていて元気がないときや水分が摂れていないときなどは無理をしないでください。

3 鼻水と鼻づまり

● 赤ちゃんは鼻づまりを生じやすい

「いつも鼻がつまって苦しそうです」「ブタさんみたいにブヒブヒいっています」と訴えるお母さんが多くいます。赤ちゃんは鼻の通り道である鼻腔が狭く、またおもに鼻で呼吸をしていることも特徴であるため、そのような症状が出やすいのです。「夜、呼吸がしづらく起きてしまう」「母乳やミルクが飲みづらい」などの症状がなければ様子をみていても大丈夫でしょう。

また、鼻水や鼻づまり、軽い咳があったからといって、すぐに風邪を疑う必要はありません。赤ちゃんの鼻の粘膜は非常に敏感なため、環境や気温の変化などで粘膜が腫れてそのような症状を生じることがよくあります。もし眠りにくい、母乳が飲みづらいなどの症状が認められたら、まずは鼻の通りをよくしてあげましょう。

● 鼻の通りをよくする方法

鼻の通りをよくするには、次の方法があります。

(1) ティッシュを使う

古典的な方法で、ティッシュを"こより"状にして、鼻の穴からネジを回すように入れていきます。鼻腔は喉までつながっているので、軟らかいティッシュを奥まで入れても大丈夫です。鼻腔内の鼻汁やごみがうまく取れることがあります。また、くしゃみを誘発することにより、都合よく鼻汁が

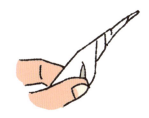

ティッシュの使い方

出てきてくれることもあります。

(2) 鼻吸い器

　口で吸うタイプとスポイトタイプがあります。口で吸うタイプは、お母さんが軽く吸うくらいではしっかりと吸引できません。お父さんが思いきり吸ってあげるくらいでないと、奥に溜まっている鼻汁を取ってあげることは難しいでしょう。

　スポイトタイプで逆流防止弁が付いているものがお勧めです。ただし、うまく使用しないと効果はありません。スポイトの先端が赤ちゃんの鼻にしっかり収まり、陰圧がかかるようにしましょう。最近では電動式タイプのものもいろいろと出ていますが、スポイトタイプをうまく使うほうが吸引力が十分に得られるようです。

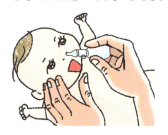

鼻吸い器の使い方

4 呼吸と喘鳴

　赤ちゃんの呼吸が気になると相談を受けることがあります。「いつもより呼吸が速い気がする」「夜寝ているとゼイゼイいっている」「おっぱいを飲んだ後にゴロゴロしている」などです。

　赤ちゃんの呼吸は空気の出入りを鼻で行う鼻呼吸です。幼児以降になると、鼻がつまって苦しいときに口呼吸を覚えていきます（ちなみに、動物で口呼吸ができるのは人間だけのようです）。赤ちゃんの呼吸数は、生まれたばかりの新生児では30〜40回／分、乳幼児になると20〜30回／分です。寝ているとき、たまに呼吸数が速くなることがありますが心配ありません。気管や肺に問題があり呼吸が速くなるとすれば、一時的に呼吸が速くなるだけではなく、ずっと速い呼吸が続くからです。

　呼吸の音が気になるとき、よく表現されるのは「ゼロゼロ」「ゴロゴロ」「ヒューヒュー」「ゼイゼイ」という音です。このような呼吸音を医学的には喘鳴といいます。喘鳴には2種類あり、一つは息を吸うときに「ゼロゼロ」「ゴロゴロ」と聞こえる"吸気性喘鳴"で、もう一つは息を吐くときに「ヒューヒュー」「ゼイゼイ」と聞こえる"呼気性喘鳴"です（後述）。

　また、赤ちゃんは嚥下（飲み込むこと）があまり上手ではないため、哺乳時に一度に飲み込むことができなかったときやいつ乳により、母乳や育児用ミルクの一部が喉の一番奥にある梨状窩という場所に溜まってしまい、うがいをしているような状態になり「ゼロゼロ」「ゴロゴロ」という音が認められることがあります。通常は自然に飲み込んでしまうことにより音が聞こえなくなりますが、まれに気管に入って誤嚥という状態になってしまうことがあります。このようなときでも、ほとんどの場合咳き込むことで外に出し、肺に入ってしまうことはありませんが、後に呼吸が荒

第3章　赤ちゃんの気になる症状とその対応

くなったり、熱が出たりする場合は誤嚥性の肺炎になっている可能性もあるので小児科を受診してください。

● 息を吸うときの「ゼロゼロ、ゴロゴロ」— 吸気性喘鳴 —

空気の通り道（気道）のどこかに、空気の通りを妨げる原因があるときにみられます［図3-1］。一番多い原因は、入り口にあたる鼻や喉の問題、つまり鼻づまりや喉に痰がからまっている場合です（赤ちゃんの鼻腔が狭いことは本章3「鼻水と鼻づまり」P.261参照）。外来の鼻汁吸引機でしっかり鼻汁を吸ってあげると、ピタッと音が止まってしまうこともしばしばあります。

他の原因としては、上気道の奥にある喉頭や声帯に問題のある場合で、頻度が多いのが喉頭軟化症です。赤ちゃんの喉を支持する組織が脆弱なために、吸気時に通り道が潰れて狭くなってしまうために生じます。特に、泣いたときや哺乳しているとき、深く寝入ったときに「ゼイゼイ」という呼吸音が悪くなります。そして、うつ伏せ寝にすると症状が軽くなり、音が聞こえにくくなるのが特徴です。喉頭軟化症は生後3カ月頃までに自然によくなってしまうことがほとんどですが、喉やおなかの辺りがベコベコと凹むような陥没呼吸をきたしたり、母乳やミルクの飲みが悪く十分な体重増加が得られないとき、呼吸を一時的に止めてしまうようなことがある場合は、治療が必要になることもあります。

声帯外転障害という気管の入り口にある声帯の開きが悪いことにより生じる吸気性喘鳴もあります。「ヒーヒー」「キュー

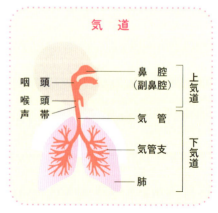

［図3-1］

キュー」といったように表現されることが多く、喉頭軟化症よりも比較的高い音で聞こえます。喉頭軟化症と同様に泣いたときや哺乳時に症状が強く出現し、多くは自然軽快しますが、前述したように陥没呼吸や体重増加不良を認める場合は治療が必要になります。

● 息を吐くときの「ヒューヒュー、ゼイゼイ」― 呼気性喘鳴 ―

新生児のときから「ヒューヒュー」「ゼイゼイ」という呼気性喘鳴がみられる場合は、気管軟化症や気道狭窄といった重い病気が隠れていることがあるので、なるべく早く小児科を受診してください。

乳幼児になってから呼気性喘鳴が聞かれた場合、「喘息ではないですか？」とよく質問を受けます。ご両親のどちらかに喘息の既往があるときは、特に気になさる方が多いようです。喘息でも「ヒューヒュー」「ゼイゼイ」という呼吸音が聞こえますが、3歳未満の乳幼児の場合は、喘息以外で呼気性喘鳴が聞かれることがほとんどで、感染症による気管支の炎症が原因であることが多いのです。

特にRSウイルス気管支炎は有名で、夜眠れなくなったり、ミルクが飲めなくなってしまうこともあります。RSウイルスは秋から冬にかけて流行する感染症でしたが、最近では夏にも流行がみられるため、年間を通して注意が必要です。

赤ちゃんに「ヒューヒュー」「ゼロゼロ」が認められたとき、その原因がなんなのかを判断するのはなかなか難しいことです。気になるときはかかりつけ医に相談してみてください。

〈東京医科大学小児科思春期科学分野 NICU 病棟医長　菅波 佑介〉

いきむ・うなる

　眉をひそめたり赤い顔をして、いきんだりうなったりすることがあります。赤ちゃんは、特になにか原因がなくてもこのようなことがよくみられます。また、おなかが動いているときや、うんちが出るときにもいきむことがあります。特に苦しいわけではないので、様子をみてあげていいでしょう。

　ただし、なにかしらの原因がある場合もあります。一番多いのは、授乳後におなかにガスが溜まっている場合でしょう。飲んだ後にいきむことが多ければ、ゲップ（排気）をしっかりやってあげましょう（本章7「しゃっくりとゲップ（排気）」P.268参照）。また、うんちが数日間出ていないときは、便秘が原因のこともあります（本章9「うんちと下痢・便秘」P.272参照）。

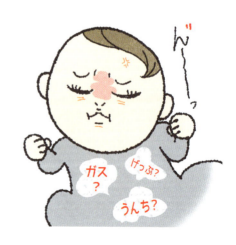

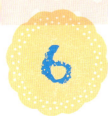

6 吐きやすい（いつ乳）

●いつ乳

母乳やミルクを飲んだ後に、口元からだらだらともどしてしまうことをいつ乳といいます。いつ乳は赤ちゃんの食道から胃の形や働きが未熟なために生じる生理的なもの、つまり病気ではないので経過をみていて大丈夫です。ただし、比較的多く吐くときにはなにか理由がある場合もあります。授乳直後のゲップ（排気）が十分でないために、時間が経ってから胃に溜まったガスと一緒にもどすことがよくあります（排気のやり方は本章7「しゃっくりとゲップ（排気）」P.268参照）。また、飲みすぎや便秘のためにおなかが張っていることが原因になることもあります。

吐く量が多くても体重が増えていれば大丈夫です。逆に体重が増えすぎているときは、飲みすぎが原因となります。

●嘔吐

飲んだ後に、飲んだ量の多くをもどしてしまうことを嘔吐といいます。嘔吐も生理的に生じることがありますが、病気の場合もあるので注意が必要です。

生まれた直後であれば、腸回転異常症などの病気の可能性もあります。生後1カ月くらいしてから嘔吐の頻度や量が増えてくるようであれば、肥厚性幽門狭窄症を疑います。噴水状に大量に嘔吐がみられるようになったら要注意です。

また、生後7～8カ月になって嘔吐がみられるようになることもあります。これはほとんどの場合、体動によるものです。この時期になると動きが活発となり、寝返りなどでも嘔吐をしてしまうことがありますが、経過をみていて大丈夫でしょう。

しゃっくりとゲップ（排気）

●しゃっくりの原因

しゃっくりのことを医学的には吃逆といいます。肺の下にある筋肉である横隔膜がけいれんをして生じます。赤ちゃんのしゃっくりが大きな問題となることはありませんが、長く続くと少し心配になってしまいます。

しゃっくりが生じる原因はいくつかありますが、最も多いのが授乳後にゲップ（排気）が十分ではないために、膨らんだ胃が横隔膜を刺激して生じるものです。大人のしゃっくりを止めるのに冷たい水を飲むという方法がありますが、赤ちゃんも同じように母乳または育児用ミルクを飲ませてあげると、ほとんどの場合で止めることができます。

●ゲップの促し方

しゃっくりが出ないようにするには、しっかりとゲップ（排気）をさせてあげることが大切です。ゲップの促し方は、赤ちゃんを抱っこしてあごがお母さんの肩にかかるようして、背中をトントンと軽くたたいてあげる方法［図 3-2］と、赤ちゃんをお母さんの膝にのせ、胸を手で支えてあげながら赤ちゃんが少し前のめりになるように抱っこし、背中をトントンしてあげる方法が一般的です［図 3-3］。

私がお勧めしている方法は、お母さんがソファーによりかかり、赤ちゃんをうつ伏せの状態でお母さんのおなかの上にのせる方法です［図 3-4］。胃の形からうつ伏せ状態のほうがゲップが出やすいことと、赤ちゃんの顔が直接見えることで安心して行えます。お母さんも楽な体勢なので、時間をかけて行うこともできます。

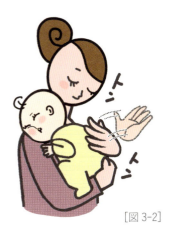
[図 3-2]

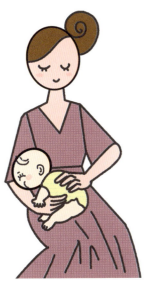
[図 3-3]

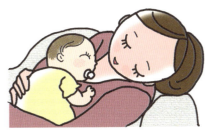
[図 3-4]

第 3 章　赤ちゃんの気になる症状とその対応

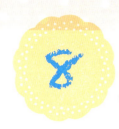

顔や頭をひっかく

● ひっかいてしまう理由は？

　生後1～2カ月を過ぎると、赤ちゃんはだんだんに手足を動かすようになってきます。この頃から赤ちゃんが自分の手で、顔や頭、耳の付け根をひっかいてしまい、傷だらけになってしまうことがあります。中には目の中に指が入り赤くなってしまうこともあるでしょう。

　まずはなにか原因がないかを考えてみましょう。すぐにわかるのは湿疹です。こ

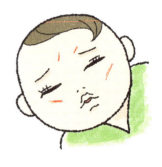

顔にできたひっかき傷

の頃は顔に乳児湿疹が出始める時期です。湿疹によるかゆみが原因と考えられるようなら、皮膚のケアをしっかりやってあげましょう（第1部第2章「赤ちゃんの皮膚をどう守るの？」参照）。ただし、湿疹によるかゆみが原因であることはほとんどないようです。

　原因の多くはこの時期の赤ちゃん特有の行動によるものです。生後1～2カ月の赤ちゃんは手足を動かしてはいるものの、まだその動きを自分の意思ではコントロールできていないため、顔や頭に手がいってしまいます。また、把握反射といって、手に触れたものを握る反射が出ている時期なので、顔や頭に手が触れたときに手を閉じる動きが加わって、ひっかいてしまうことになります。

　生後3～4カ月くらいになると、眠いときに手が顔にいってしまうことが多くなってきます。これは大人でも眠くなると目をこするのと同じ動作だと思われます。

　生後5～6カ月くらいになると、うまく寝つけないときなどイライラし

てひっかいてしまうこともあります。中には髪の毛をむしってしまう赤ちゃんもいます。

● 対策は？

残念ですが、根本的な対策はありません。やってあげられることは、深い傷をつけないように、爪をこまめに切ってあげることです。ミトン（手袋）を使用するのは発達にはあまりよくないと思われますが、ひどいときには夜の間だけなど、適宜使用する程度なら大丈夫でしょう。

あるお母さんに教えてもらった方法ですが、手のひらをガーゼなどで巻いてあげる方法があります。把握反射により手を握っていることが多くなるため、顔に手がいっても指で傷をつける頻度が減るようです。これならミトンのように指の動きの自由を奪ってしまうことはないので、いいかもしれませんね。

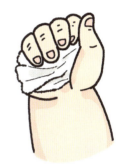

手のひらに巻いたガーゼ

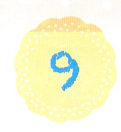

うんちと下痢・便秘

● **注意が必要なうんちは?**

生後間もない赤ちゃんのうんちは胎便と呼ばれ、黒緑色のドロッとしたものです。その後、黄色、黄緑色、緑色、茶色とさまざまな色を示しますが、これは腸内細菌叢の変化に影響されるもので、すべて正常なうんちです。うんちの色は母子健康手帳の「便色カード」でチェックしましょう。

うんちの色で注意が必要なのは、黒色と白色を示すものと、赤い血液が混ざっているときです。黒色は消化管出血が疑われます。血液は時間が経つと黒くなるので、腸のどこかで出血が起こっている可能性があり、ビタミンK欠乏性出血症が原因の一つとして考えられます。

白色は胆道閉鎖症が疑われます。肝臓から出る胆汁が腸に流れないとうんちが白くなるため、胆汁の通り道である胆管がつまっている可能性があります。

うんちの中に、少量の赤い血液が混ざっていることがありますが、多くの場合リンパ濾胞増殖症という状態によるものです。腸表面にあるリンパ管からの出血なので病気ではなく、自然にみられなくなります。ただし、出血が何日も続いたり、量が増えてくるときはミルク（母乳）アレルギーの可能性もあります。また、ロタウイルスワクチン接種後に出血がみられるときは、腸重積症の注意が必要です（第Ⅰ部第5章5「ロタウイルスワクチン」P.122参照）。

うんちの性状は、粘調のものからほとんど水に近いようなものが出る赤ちゃんもいます。うんちは栄養をしぼりとられた残りかすですから、しっかり体重が増えていればどのようなタイプのうんちでも心配ありません。

排便回数は「1日に10回以上」から「2～3日に1回」の赤ちゃんまでいますが、ともに異常ではありません。一般的に母乳栄養の赤ちゃんはう

んちがやわらかく、回数も多くなります。

● 下痢(げり)はどんなうんち？
「どんなうんちが下痢ですか？」と質問を受けることがあります。支援センターや保育園に通っている赤ちゃんでは、感染による下痢症（感染性胃腸炎）をうつされてしまうことはめずらしくなく、症状の一つとして下痢になることが多いからです。原因となるウイルスで有名なのはロタウイルス、ノロウイルス、アデノウイルスなどです。

　うんちの性状は赤ちゃんにより異なるので、下痢は普段のうんちと比べてどうかで判断します。いつもより明らかにゆるく、回数も多ければ下痢と考えていいでしょう。また、未消化のうんちは酸っぱいにおい（酸臭）がします。うんちの中にぶつぶつとした"かす"が認められれば、母乳やミルクが消化しきれていないと考えられ、腸の働きが落ちていると思われます。また、離乳食(りにゅうしょく)が始まっている赤ちゃんでは、食べたものがそのまま未消化で出てきてしまうようなこともよくあります。

● 下痢の治療
　症状が下痢だけであれば少し経過をみていてもいいでしょう。離乳食を開始している場合は、ランクを一つ前に戻してあげて（中期食なら初期食へ）様子をみます。熱や嘔吐(おうと)がみられたり、元気がなく哺乳量(ほにゅうりょう)が少なくなっているようなときは小児科を受診しましょう。

　ウイルス感染が原因と考えられるときでも特効薬(とっこうやく)はありません。整腸剤が処方されることが多いと思いますが、これは下痢を止める薬ではなく、整腸剤の成分である乳酸菌、ビフィズス菌、酪酸菌(らくさんきん)などで、腸内環境を整えることが目的です。

　下痢が長引くと、母乳やミルクを飲んでいる途中からおなかがゴロゴロしてうんちが出てしまうことがあります。これは腸の機能が低下して母乳やミルクの中の乳糖(にゅうとう)が分解できなくなった状態で、(二次性)乳糖不耐症(にゅうとうふたいしょう)

といいます。母乳や育児用ミルクに乳糖分解酵素（ミルラクトなど）を加えたり、しばらくの間乳糖除去ミルク（ノンラクト、ラクトレスなど）に変えることで対処します。

● 便秘とは？

「何日うんちが出なかったら異常ですか？」「いつ病院に行ったらいいですか？」と便秘に関する質問もよく受けます。1週間くらいうんちが出なくても全く平気な赤ちゃんもいますが、3〜5日出ないと少し機嫌が悪くなったり、母乳やミルクの飲みが悪くなる赤ちゃんもいます。5日以上排便がなく、機嫌が悪いなどの症状が認められるときは小児科を受診したほうがいいでしょう。

生後1〜2カ月の赤ちゃんでうんちが出ないときに注意が必要なのは、栄養が足りていない場合や生まれつきの病気が隠れている場合です。まずは母乳（ミルク）の量が不足していないか体重増加をチェックしましょう。おなかのガスが極端に溜まっているようなときには、ヒルシュスプルング病などの病気の可能性もあります。これらを否定できたら便秘と考えていいでしょう。

● 便秘の治療

便秘への対応は月齢により異なります。離乳食が始まる前の赤ちゃんならば、おなかを時計まわりにやさしくマッサージする、綿棒で刺激する（綿棒浣腸）、

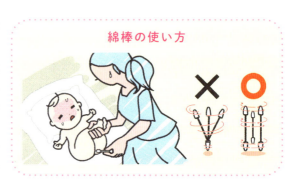

綿棒の使い方

[図3-5]

入浴後に果汁（特に柑橘類）を飲ませる、麦芽糖（マルツエキス）やオリゴ糖を飲ませるなどの方法が一般的です。綿棒浣腸は太めの綿棒の先にオリーブ油やベビーオイルをつけて、肛門内に1.0〜2.0cm挿入して"の"の字を描くようにして綿棒を動かしてあげます［図3-5］。綿棒浣腸は癖にならないかと心配される方がいますが、自然の排便を促しているだけなのでそのようなことはありません。

　離乳食開始後は、腸内細菌叢の変化や水分摂取量の低下により便秘になることがよくあります。一般的な対処法としては、まず水分を十分に摂ることです。また、小松菜やほうれん草、かぼちゃやいも類などの繊維質の多い野菜を増やしてあげましょう。さらに発酵食品であるヨーグルトに麦芽糖やオリゴ糖を混ぜて食べさせてあげたり、プルーンエキスや柑橘系果物を摂らせてあげることも効果的です。

　それでも便秘が続くときは、酸化マグネシウムを使用します。酸化マグネシウムは腸の中に水分を引っ張ってくることにより腸が自然に動き出す作用を利用しているので、おなかにとってはやさしい薬（非刺激性下剤）です。ただし、酸化マグネシウムは毎日内服することにより効果が出るものなので、出なくなってから内服しても効果は得られません。それらの薬を内服していても2〜3日排便がないときは、腸を刺激して動かして排便させる刺激性下剤のピコスルファートナトリウム（ラキソベロンなど）を夜に内服したり、座薬（テレミンソフト坐薬）を併用して排便させるようにしています。

　離乳食後期または1歳以降になると、便がコロコロと硬くなってしまう児もいますが、硬い便で肛門が切れてしまう（いわゆる切れ痔）となかなか治りにくくなるので、そうならないように対処してあげることが大切です。また、硬い便が大量におなかの中に溜まっていると、腸が伸びてしまい、排便した後も腸が伸びきったままで適切な運動が行われなくなり、また便秘になる、といった悪循環になってしまいます。非刺激性下剤や刺激性下剤をうまく利用し、少なくとも2〜3日に1回はしっかりと排便できるように管理してあげてください。

10 おしっこの回数と色

●おしっこの回数

生まれて間もない赤ちゃんのおしっこは、無色でにおいもあまりしません。また、回数も1日に15〜20回出ることが普通です。これは、尿をつくる腎臓やおしっこを溜める膀胱の働きが未熟なためです。その後、生後6カ月では1日10〜15回、1歳以上では1日10回ほどと回数は減っていきます。

●おしっこに色がついたとき

おむつがピンク色になり、驚かれることがあるかもしれません。これはおしっこの中に含まれる尿酸塩という結晶が溶けきれずに出てきてしまったもので、時間が経つとレンガ色になってきます。生後6カ月くらいまでの正常な赤ちゃんにみられるものなので心配ありません。

また、おしっこの色が黄色く濃くなり量が減っているときは、飲む量が減っているか、汗などで体の外へ水分が逃げてしまっている可能性があります。特に、夜の間に汗を多くかく赤ちゃんは、注意してください。

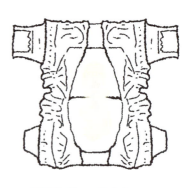

尿酸塩がついたおむつ

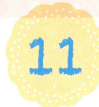

11 睡眠時間と夜泣き

●赤ちゃんの睡眠時間は？

生後1カ月までの新生児の赤ちゃんでは、授乳中以外は寝ていることが多く 1日の睡眠時間は16〜20時間程度 になります［表3-1］。

睡眠には、脳が働いているために浅い眠りとなる レム睡眠 と、脳も眠っているため深い睡眠となる ノンレム睡眠 がありますが、新生児ではレム睡眠とノンレム睡眠の割合がほぼ同じ割合であるため、浅い眠りの時間が多いのが特徴です。また、目覚めたらまた眠るというリズムを短く頻繁に繰り返す 多相性睡眠 のため、ちょっとしたことで目を覚ましやすい状態です。

その後、睡眠時間は月齢を追うごとに短くなり、4〜5歳頃には深い睡眠のノンレム睡眠が80％と大人とほぼ同じになり、睡眠リズムも1回で長く眠る 単相性睡眠 となっていきます。

月齢	総睡眠時間	昼間睡眠時間（昼寝の回数）
1カ月	16〜20	8〜9（5回〜）
3〜6カ月	13〜15	4〜6（3〜4回）
6カ月〜1歳	13〜15	2〜4（2回）
1〜2歳	11〜15	2〜3（1回）
3歳	11〜13	1〜2（1回）

乳幼児の睡眠時間［表3-1］

●睡眠時間とリズム

赤ちゃんの 睡眠時間が短い のではないかと心配されるお母さんがいらっしゃいますが、基本的に赤ちゃんも 体が必要とする睡眠は自然にとれている ので、まわりのお子さんと比較して心配する必要はありません。

昼夜逆転 している場合や、昼寝と夜間睡眠時間が標準時間とかなり異なる場合は、生後6カ月くらいになるまでには一定した就寝時間を設定

し、朝早い時間に起きられるような正しい睡眠リズムになるように矯正していくようにしましょう（コラム27「昼寝はどれくらい？」P.280参照）。

　夜、なかなか眠ってくれないときの対応としては、寝る前1時間は食事をとることは避け、静かに過ごすようにし、寝る前の睡眠習慣をつくってあげるとよいと考えられています。睡眠習慣とは、例えば部屋の明かりを暗めにする、静かに絵本を読んであげる、お母さんがそばにいなくても安心感を与えられるようなぬいぐるみなどの移行対象をつくってあげるなどです。

● 黄昏泣きとコリック

　生後1～3カ月、夕方頃から泣き止まなくなる赤ちゃんがいます。日本では黄昏泣き、海外ではコリックと呼ばれ、腸内細菌のバランスがうまくとれないことにより生じる乳児疝痛というおなかの痛みが原因の一つではないかと考えられるようになりました。

　生後1カ月の新生児から生後4カ月の赤ちゃんに対し、乳酸菌の一種であるロイテリ菌を与えるとコリックが減少したという報告があり注目されましたが[1,2]、その後、イギリスのBMJという権威のある雑誌からは効果はなかったと報告され[3]、有効な対処法はまだわかっていません。

● 夜泣き

　生後8～10カ月をピークに夜泣きがみられます。夜泣きの原因もはっきりわかっていませんが、脳の興奮（夢をみている？）、睡眠リズムの崩れ、歯の生える違和感などによると考えられているようです。

　確かに、昼間に興奮することが多かった夜は、夜泣きが多いと感じることがあると思います。もちろん、特効薬はありませんが、何種類かの漢方が効果的との報告があります。甘麦大棗湯（カンバクタイソウトウ）が甘くて飲みやすいため、お勧めしています。寝る前に1／3包くらいをぬるま湯に溶いて飲ませてあげてみてください。

コラム26 お母さんと赤ちゃんの生活環境が赤ちゃんの発育に重要！

　胎児は、体動や心拍数に約24時間のリズム（サーカディアンリズム）を持つことが知られています。このリズムは、夜に分泌されるお母さんからのホルモン（メラトニン）が胎盤を介してサーカディアン信号として胎児に影響することにより調節されています。

　お母さんから胎児へ伝えられるサーカディアン信号は、胎児の発育に影響します。例えば、妊娠中に夜間勤務を行う看護師や、勤務中に時差ボケを体験する国際線の客室乗務員では、このサーカディアン信号が乱れ、出生時の赤ちゃんの体重が減ってしまったり、早産になる確率が増えたり、流産が起こりやすくなると報告されています。

　出生後、お母さんからのホルモンの影響を受けなくなると、赤ちゃんはサーカディアンリズムを自分でつくっていくことになりますが、このリズムの形成には明暗環境（昼と夜で差がある光環境）が大切であることがわかってきました。早産児による検討では、明暗環境をつくったグループは恒明環境（24時間明るい光環境）のグループに比べて有意に体重増加を認めることが確認されています。

　赤ちゃんの健全な発育のためには、妊娠中にお母さんが規則正しい生活をすること、出生後早くから赤ちゃんに明暗環境をつくってあげることが大切です。[*4,5]

日本赤十字社医療センター 小児科副部長　大石 芳久

コラム27　昼寝はどれくらい？

　赤ちゃんがなかなか夜に寝てくれないことで、「昼寝はどれくらいがいいのか？」と考えるお母さんもいらっしゃることでしょう。

　生後2カ月頃までの赤ちゃんは、授乳が終わるたびに眠ってしまい、またおなかが減ると目を覚ますというのが一般的です。そして、生後6～7カ月以降になると、昼寝の回数は午前と午後の2回、1歳を過ぎた頃からは午前のみの1回になるお子さんが多いようです。

　1歳6カ月の幼児を対象とした研究から、昼に寝すぎると夜は眠れなくなることが科学的に証明されています。同時に昼寝のタイミングや終了時間が遅いほど、夜の睡眠時間が短くなり、寝始める時間も遅くなってしまいます。

　離乳食を開始する生後5～6カ月頃より昼寝のタイミングと時間をちょっと意識し、1回の昼寝の時間は2時間程度までとし、午後3～4時までに終えるのが理想的でしょう。

12 虫刺されと虫よけ

●虫に刺されたら

虫刺されを医学用語で虫刺症といいます。

虫に刺されたときの反応は体質や年齢で大きく異なりますが、乳幼児では蚊に刺されただけでも大きく腫れ、硬いしこりが残るときがあります。幼児以上になると、掻きむしりにより出血したり、皮がむけてそこに細菌が感染して"とびひ"になることもあります。

刺されたら、なるべく早く比較的強めのランクのステロイド外用剤を塗るのがいいでしょう。ステロイドは腫れや炎症、かゆみを抑えるのに最も有効です。特にかゆみが強いときは、レスタミンコーワなどの抗ヒスタミン作用のある非ステロイド系外用剤を併用するのも効果的です。

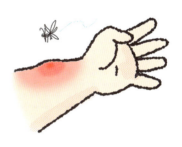

●赤ちゃんのための虫よけ対策

虫刺されに対しては、刺された後の治療より、刺されないための予防が大切です。

虫よけ用品には、赤ちゃんの肌に直接つけるジェルやスプレータイプのものと、シールや吊り下げなどの間接的につけるタイプのものがあります。

肌に直接つけるタイプのもので注意が必要なことは、成分にディートが含まれているものは6カ月未満の乳児には使用できないことと、6カ月以上の乳幼児でも使用回数に制限があることです。また、スプレータイプでは使用時に肺に吸い込まないような注意も必要です。

第3章　赤ちゃんの気になる症状とその対応

日光浴と日焼け止め

●日光を適度に浴びることは必要

紫外線には免疫抑制作用があり、紫外線療法はアトピー性皮膚炎に有効なことが認められています。また、骨の成長に必要なビタミンD合成の点においても適度な日光浴は必要と考えられます。適度な日光浴というのは、夏なら午前10時前や午後4時以降の日差しの強くない時間帯に、冬なら日中の暖かい時間を選んで、ベビーカーから手足をちょっと出して日を浴びることでいいようです（第4章1「外出やお散歩はいつから？」P.288参照）。

●日焼け止めの種類と使用法

日中の日差しの強い時間帯では、日焼け止めを使用するほうがいいでしょう。日焼け止めには、紫外線のエネルギーを化学反応によって吸収して熱などの別のエネルギーに変える紫外線吸収剤と呼ばれるものと、紫外線を反射、散乱させる紫外線散乱剤の2種類があります。

紫外線吸収剤は化学変化により皮膚炎を生じる可能性があるため、赤ちゃんの日焼け止めとしては不向きと考えられています。したがって、日焼け止めを選ぶときには紫外線吸収剤の「メトキシケイヒ酸エチルヘキシル」「テレフタリリデンジカンフルスルホン酸」が含まれているものを使用しない、または「紫外線吸収剤不使用（フリー）」「ノンケミカル」と表示があるものを選ぶようにしましょう。

また、日焼け止め効果を示すSPFは15〜30、PAは＋〜＋＋程度の値の低いものを選び、2〜3時間おきには塗り直してあげてください。

● 虫よけと日焼け止めの併用について

　保湿剤を使用するときは、まず保湿剤を塗り、その上に虫よけや日焼け止めを塗るようにしましょう。虫よけと日焼け止めを肌に塗るとき、その順番を気にされる方がいますが、使用法に関する科学的データはありませんので、どちらが先でも大丈夫でしょう。最近では虫よけと日焼け止めの両方の効果があるものの人気が高いようです。

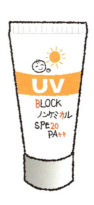

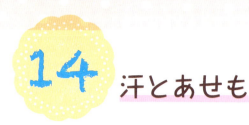

14 汗とあせも

● 汗は必要

　梅雨の時期から夏にかけて、あせもが気になってくると思います。赤ちゃんは体が小さいのに汗の出る汗腺が大人と同じくらいあるため、汗をかきやすいのです。

　汗は体温を調節するために出ているので、汗をかくこと自体は悪いことではありません。ただし、あせもができて皮膚炎を生じ、機嫌が悪くなったり、かゆみをともなうようなときは対処が必要になってきます。

● あせもとは

　あせもは汗腺に汗が詰まって、汗の中に含まれる尿酸やアンモニアによって炎症（赤く腫れること）を起こすことにより生じます。「この湿疹はあせもですか？」とよく聞かれますが、汗をかきやすい額、首まわりから背中、おむつのウエスト部分などを中心とした湿疹であれば、その可能性は高いでしょう。

　あせものことを医学用語では汗疹といいます。赤ちゃんにできるあせもには、皮膚の浅い部分に汗が詰まってできる白い水晶様汗疹と、皮膚の少し深い部分にできる赤い紅色汗疹があります。水晶様汗疹は新生児にもできますが、自然によくなることも多く気づかれないこともあります。一般的にあせもと呼ばれるのは紅色汗疹です。

● 汗とあせもの対策

　汗とあせもの対策として、エアコンや扇風機などを活用して適度な室温（27〜28℃）に調整してあげることも必要ですが、汗をかかせないということより、汗をかいた後の対処のほうがより大切です。

通気性、吸水性のよい肌着を使用しこまめに着替えをする、湿らせたタオルなどでやさしく汗を拭きとってあげたり、なるべくシャワーで汗を流すことは大切です。「夏でも保湿剤は必要ですか？」とよく質問されますが、保湿剤により皮膚のバリア機能を高めてあげることがあせも対策にもなります。夏の時期にはちょっとサッパリしたローション（乳液）タイプやクリームタイプ、さらに油の入っていない泡状タイプのものがお勧めですが、乾燥肌の赤ちゃんには軟膏タイプでしっかり保湿をしてあげましょう。

　あせもの対策をしてもよくならないときは、外用剤（塗り薬）を使用します。まずはステロイドの入っていないもの、おむつ皮膚炎（おむつかぶれ）に使用する酸化亜鉛が入っている亜鉛華軟膏などで対処しましょう。ただし、亜鉛華軟膏はべっとりとしているため、同じように酸化亜鉛が主成分であるカラミンローションやチンク油が使いやすいと思います。

　発赤やかゆみが強いところは、4群ミディアムランクのクリームタイプやローションタイプのステロイドを使用します。そして、よくなったらステロイドの入っていないものに適宜替えるなどして、症状に合わせて外用剤を使用するようにしましょう。

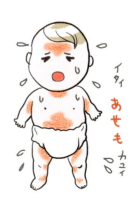

第 **4** 章

日常生活で
気をつけたいこと

赤ちゃんを連れての外出の時期、飛行機に乗るときの注意、歯磨きのやり方など、日常生活の中で疑問や戸惑いを感じることがあります。赤ちゃんが毎日を機嫌よく過ごせるために、お母さんが注意しておきたいことについて説明します。

1 外出やお散歩はいつから？

赤ちゃんの外出は、一般的には１カ月健診を過ぎてからといわれています。赤ちゃんの皮膚はまだ弱いので、最初は「窓を開けて外気に触れる」「ベランダや庭に少し出てみる」など、少しずつ慣らしていくことを心がけましょう。

① 外出までのステップを踏む

赤ちゃんの初めての外出は、病院・クリニックでの１カ月健診やお宮参りとなる場合が多いと思いますが、その前に少し外気に慣らしてあげたほうがよいでしょう。

生後２週を過ぎた頃から、最初は室内で数分程度、窓を開けて外気に触れさせてあげましょう。その後、外に出て５分くらいから徐々に時間を長くして外気の変化に慣らしてあげてください。

このように太陽の光を直接浴びることなく外気に触れることを外気浴といいますが、これにより体温調節が身についたり、皮膚の新陳代謝を高めることができます。

② ３カ月以降は適度な日光浴も大事

首がすわってきた生後３カ月以降は積極的にお散歩にでかけましょう。お散歩は赤ちゃんにとってもお母さんにとっても、よい気分転換になります。

この頃からは日光浴も少し考えてあげていいでしょう。紫外線の害が注目されるようになり、1998年の母子健康手帳から日光浴の言葉が消え、外気浴となりました。赤ちゃん用の日焼け止めも普及し、外出時には日焼け止めを使用することが一般的になってきました。

ところが最近、骨の成長に必要なビタミンD不足が注目されるようになると、適度に日に当たることも見直され始めています。ビタミンDは骨の成長に欠かせないものであり、紫外線を浴びることにより皮膚からつくられるからです（第1部第1章5「母乳に不足しがちなもの(3)ビタミンD」P.44参照）。

　お散歩は、夏の時期なら午前10時前や午後4時以降の日差しの強くない時間帯に、冬なら日中の暖かい時間を選んでするのがよいでしょう。このとき、ベビーカーから手と足をちょこんと出して日差しを浴びれば、ビタミンDをつくることにも有効です。夏なら5〜10分、冬なら30分程度でよいと考えられていますが、日焼け止めを塗ってしまうと効果はありません（第2部第3章13「日光浴と日焼け止め」P.282参照）。

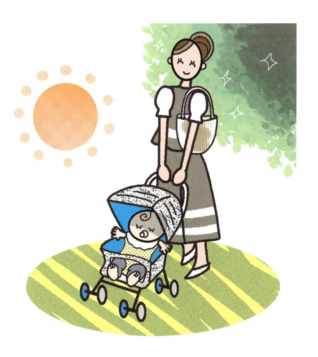

第4章　日常生活で気をつけたいこと

2 飛行機や車に乗るときの注意

帰省や旅行などで赤ちゃんが乗り物に乗るときには、どんな注意が必要でしょうか。首に負担をかけないこと、気圧の変化があるときは耳抜きをすること、感染症に注意することなど、必要な対策をとってあげてください。

① 赤ちゃんの様子をこまめにチェック

　実家への帰省や旅行などで飛行機や車を使用するときの注意点を聞かれることがあります。特に生後2〜3カ月までの赤ちゃんの場合は、首に負担がかからないようにすることが大切です。車であればチャイルドシート（ベビーシート）を利用し、頭がグラグラしないようにタオルなどでサポートしてあげましょう。飛行機などで抱っこなる場合は、首が曲がりすぎていないかなどこまめに体位をチェックする必要があります。

　飛行機や新幹線などで長いトンネルを抜けるときには気圧の変化で、鼓膜の外側と内側に圧力差を生じるため、いわゆる耳抜きが必要になります。大人では唾を飲み込んだり水を飲むと抜けるように、赤ちゃんも母乳や育児用ミルクを飲ませてあげると効果的です。また、おしゃぶりを吸わせるのもよいでしょう。飛行機が離陸または着陸態勢にはいったら、ご自身の耳の状態を確認しながら耳抜きを開始しても結構です。

　飛行機や電車のように他の人と同じ空間内にいれば感染症をうつされてしまうリスクもあります。混んでいる時間帯はなるべく避けたいですね。

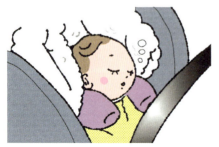

コラム28　飛行機での耳抜き

　飛行機に乗るときに一番気になるのは、気圧の変化による耳への負担でしょう。離陸と着陸の前には、大人でも不快になります。

　離陸して飛行機内の気圧が少しずつ低くなると、鼓膜の内側にある中耳内の空気は膨らんだ状態になり、鼓膜の外側と内側に圧力差を生じます。逆に着陸前に飛行機内の気圧が高くなると、中耳内の空気は萎んだ真空状態のようになり、同様に圧力差ができます。この圧力差が耳の不快感や痛みを生じますが、言葉で痛みを表現できない赤ちゃんは、不機嫌になったり泣き出したりします。

　耳の構造から膨らんだ空気は外に出やすく、中に入りにくいため、着陸前のほうが耳への負担は大きくなります。スキューバダイビングの経験がある方は、気圧が高くなる水中へ潜るときは耳抜きが必要となり、気圧の低い水面に浮上するときには必要ないことをご存じだと思います。

　赤ちゃんの耳抜きは、母乳や育児用ミルク、湯冷ましなどを飲ませてあげるのが効果的です。特に高い高度を飛行する国際線では、30～40分くらいかけて徐々に着陸することになるので、時間をかけて少しずつ飲ませてあげましょう。

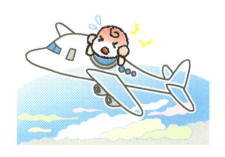

3 ベビーバスでの沐浴はいつまで？

赤ちゃんの沐浴に便利なのがベビーバスです。ベビーバスを使えば赤ちゃんの扱いに慣れていないご両親でも安全に沐浴が行えます。赤ちゃんは新陳代謝が盛んなので、毎日の沐浴で清潔を保ってあげましょう。

① 1カ月くらいが目安ですが、前後してもOK

ベビーバスを使うことの利点の一つは、不慣れなご両親でも安全に沐浴が行えることです。赤ちゃんの扱いに慣れていないと、体を支えるのは結構難しいことです。また、万が一赤ちゃんを落としてしまってもベビーバスなら大事に至ることはありません。ご両親が服を着たままでよいので、沐浴に集中できることや、沐浴後の着替えなどを余裕をもって行うことができることも利点です。

ベビーバスでの沐浴をやめる時期は、ご両親が赤ちゃんの扱いに慣れてきた生後1カ月くらいが一般的でしょう。赤ちゃんの扱いに慣れている場合やベビーバスが小さくなってしまったときは、それより早く一緒にお風呂に入っても大丈夫です。逆に赤ちゃんの扱いになかなか慣れないときや、一人で行うために服を着ているほうが都合がよい場合などは、1カ月を過ぎてベビーバスを使用していても、もちろん問題ありません。

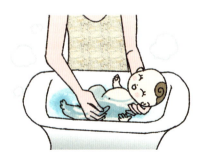

4 食物アレルギー、鉄欠乏性貧血、ビタミンD欠乏を考慮した離乳食の進め方

離乳食（補完食）の内容や進めるときの注意点は、月齢によって変わってきます。ここでは、食物アレルギーや鉄不足、ビタミンD不足を予防する観点から、離乳食の進め方を考えてみました。

① 少量から開始して、徐々に増やす

赤ちゃんの食物アレルギー発症のリスクを少なくするために、原因の90％以上にあたる卵（57.6%）、牛乳（24.3%）、小麦（12.7%）、さらに大豆の開始時期が遅くならないようにしましょう（第I部第3章3「早く食べ始めたほうがアレルギーになりにくい」P.76参照）。

すべての食品で共通していることは、少量ずつ開始して徐々に量を増やしていくこと、新しい食材を同時に開始しないことです。ある食物に対してアレルギーがあった場合、少量であれば軽い症状で済むことがほとんどです。また、複数の新しい食材を同時に開始すると、なにか症状が出てしまったときに、原因がわかりにくくなってしまうからです。

育児用ミルクには牛乳のタンパク質が含まれているので、育児用ミルクを飲んでいる赤ちゃんは牛乳アレルギーを起こす心配はありません。

鉄の体への吸収は、ほうれん草や小松菜に含まれる植物性の「非ヘム鉄」より、肉や魚（ともに赤身）などに含まれる「ヘム鉄」のほうが体に吸収されやすいので、なるべく早く動物性食品を摂取するように心がけましょう。「非ヘム鉄」はビタミンCを多く含む果物（みかん、バナナ、りんご、イチゴ）などと一緒に摂ることで、鉄が吸収されやすくなります。

ビタミンDは離乳食で摂ること以外にも、サプリメント（栄養補助食品）を使用したり、適度な日光浴をすることも大切です。

② 離乳食は生後5カ月になったら開始！

(1) 離乳食初期（5～6カ月）、1日1～2回

すりつぶした10倍粥（米）から開始し、ペースト状にした煮野菜（かぼちゃ、にんじん、かぶなど）を加えていきます。

〈アレルギー〉開始後1～2週間したら大豆（豆腐）、続いて小麦（うどん、そうめんなど）を始めましょう。

開始1カ月頃から固ゆで卵の卵黄を少量（耳かき1杯）から開始しましょう。毎日少しずつ増やし、2週間で卵黄の1／3～1／2くらいを食べられるようになるのが目標です（アトピー性皮膚炎と診断されている場合は、小児科医に相談してから開始しましょう）。

卵黄が1／3～1／2程度食べられるようになったら、卵白を加えていきましょう（全卵）。卵黄を開始したときと同じように、固ゆで卵の卵白を少量から開始します。パンケーキなどで「つなぎ」として卵白が入っているものを少量ずつ開始してもよいでしょう。卵はしっかり加熱していないとアレルギー症状を生じやすいので、十分に火が通らないことがあるお粥やかき玉スープ等は避けましょう。

乳製品は無糖のプレーンヨーグルトから開始しましょう。育児用ミルクを飲んでいる場合は牛乳アレルギーの心配はいりません。牛乳は離乳食をつくる材料として使用し、飲用するのは1歳を過ぎてからにしましょう。

〈鉄〉ブロッコリー（穂先）、ほうれん草・小松菜（葉先）を始めましょう。

〈ビタミンD〉白身魚（鯛）、しらす干しを始めましょう。

(2) 離乳食中期（7～8カ月）、1日2回

〈アレルギー〉ゆでた全卵が1／2以上食べられるようなら、茶わん蒸し、オムレツなど卵料理のレパートリーを増やしていきましょう。

卵には鉄、ビタミンDも豊富に含まれています。

〈鉄〉レバー（鶏は臭みやくせがなく使いやすい）、納豆、カツオ、マグロを始めましょう。

〈ビタミンD〉サケ缶、ツナ缶、レバーを始めましょう。

（3）離乳食後期（9〜11カ月）、1日3回
〈鉄〉牛肉、豚肉も加えましょう。
〈ビタミンD〉ブリも加えましょう。

> **コラム29　レバーの摂り方**
>
> 　お子さまの貧血予防のために離乳食にレバーを取り入れたいと思っていても、レバーを調理するときの下処理が大変なため、なかなか手を出しにくいと悩む方もいらっしゃるのではないでしょうか。
>
> 　レバーを扱いにくいと感じたときは、ベビーフードを上手に利用しましょう。生後9カ月頃から鉄分不足を考慮して、レバーを使用したベビーフードの商品が多くなってきます。レバーそのものを使用した一品料理やお湯で溶いてペースト状になる粉末状の商品などがあります。それぞれの特色を生かして取り入れるとよいでしょう。
>
> 　例えば、おかずの一品としてレバーを使用したベビーフードを利用したり、ペースト状のレバーをパンにはさんでもよいと思います。もし、レバーのにおいが気になるようであれば、ペースト状にしたものを肉団子など他の料理に混ぜ込んでみるのもよいでしょう。お子さまの好みに合わせて調整してみてください。
>
> 　どの食材にもいえることですが、適度な頻度で適切な量を食べさせてあげるように心がけてください。
>
> 　　　　　　　　　　昭和女子大学大学院 生活機構研究科 管理栄養士　近藤 渚

外出や遠出のときの離乳食

「遊びに行くときや宿泊旅行などの遠出をする際に離乳食(りにゅうしょく)をどうしたらよいか？」という相談をよくいただきます。外出の際の離乳食には、衛生面からベビーフードを利用することをお勧めしています。

① 予定を立てておく

ベビーフードには1回の食事で食べきることができるようになっている商品があります。使いやすさから数回の食事のみのときにはお勧めできます。しかし、ご家族皆さんで同じものを食べる楽しみを感じるため、手づくりの離乳食を持参するのもよいと思います。この場合は衛生面に十分注意してください。

帰省や旅行など、数日にわたり外泊することが決まっている場合には、その間のお子さまの食事をどうするのかを、あらかじめ考えておきましょう。

② ベビーフードを使用する場合

遠出をすると普段と違う環境に置かれます。その点からも、食べたことのあるベビーフードを使用してあげることがお子さまの安心につながると思います。普段、ベビーフードを使用していない場合は、あらかじめ何種類かのベビーフードを試してみて、気に入った商品を持参してあげるのがよいでしょう。

③ 手づくりで調理をする場合

洗浄や調理できる場所があるのかということを事前に確認しておきましょう。特に電子レンジの有無は大切です。

帰省など以前に行ったことがある場所へ行く場合でも、普段調理しているキッチンではないことを踏まえて、料理するイメージ（普段と違う調理器具でどのように代替えするかなど）をしておくとよいでしょう。また、材料の調達についても考えておきましょう。

④ 飛行機を利用する場合

　国内線、国際線ともに、飛行機に搭乗する際には、機内「持ち込み手荷物制限」を各航空会社のホームページ（HP）で確認しておきましょう。

　国際線では特に液体物の持ち込み手荷物制限が厳しくなります。国土交通省のHPによると「医薬品、ベビーミルク・ベビーフード、特別な制限食事等」については、機内で必要な量に限り持ち込みが許されていますが（液体物の機内での必要性について照会される場合があります）、渡航前に必ず各自でご確認ください。また、航空会社によっては、事前申し込みにより機内食として離乳食を出してもらえることもあります。

　渡航先での食事は衛生面や調理環境を踏まえて、ベビーフードを利用するか、現地で手づくりをするのかをあらかじめ決めておきましょう。日本から持ち込める食品（ベビーフードを含む）は、渡航する国により異なります。特に米国（ハワイやグアムを含む）やオーストラリアは持ち込み制限が厳しいようです。事前に旅行会社へ相談するか、各国大使館のHPなどでよく確認してください。せっかく日本からベビーフードや食品を持参しても、検疫で没収されてしまっては、渡航中にお子さまの食事の心配事が出てきてしまいます。事前の調査と準備で不安を減らしましょう。

　ここまで読んでいただくと、お子さまとの外出や旅行などは大変だと思われるかもしれませんが、「お子さまとの貴重で大切な思い出」として事前準備から楽しみながら始めてみましょう。

〈昭和女子大学大学院 生活機構研究科 管理栄養士　近藤　渚〉

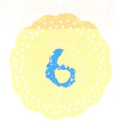

歯磨きはいつから？

歯が生え始めてきたら、前歯が4本生えそろう前に準備を始めましょう。はじめは湿ったガーゼで歯を拭う程度から。お母さんとのスキンシップもかねて、毎日の習慣になるのが理想です。

① 歯ブラシを使う前に

歯が生えてきたからと、急に歯ブラシを口の中に入れても嫌がられてしまうだけでしょう。乳幼児のお子さまは、口の中を触られるのが嫌なだけではなく、顔を触られるだけでも嫌がることが多いと思います。

最初のアプローチは、離乳食開始後に口の中になんでも入れたがる動作をするようになった頃がチャンスかもしれません。口のまわりを湿ったガーゼで拭うついでに前歯もやさしく拭ってあげることから始めるといいでしょう。

座りながらの体勢で落ち着かないときは、授乳のときの横抱きの体勢にしたり、後ろから抱きかかえたりしてみてください。嫌がるときは無理にやらずに、毎日少しずつ慣れさせてあげるようにしましょう。

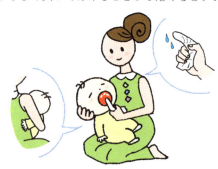

最初は歯ブラシではなくガーゼで

② 手早く、適切に

前歯が4本生えそろう頃から歯ブラシを使い始めましょう。やり方がわからなければ小児歯科を受診し、正しい仕上げ磨き法を習ってください。

このときに、痛い思いをすると歯ブラシを使うことを嫌がるようになってしまいます。ご両親の仕上げ磨きの上手、下手が歯磨き嫌いになってしまうかどうかの分かれ道なのかもしれません。

　奥歯（おくば）が生え始めたら、歯ブラシがどこに当たっているのかが見える姿勢、寝かせ磨きが基本になります。粘膜（ねんまく）や歯茎（はぐき）に歯ブラシが当たらないように気をつけてください。上の前歯2本の隣にある歯（上顎切歯（じょうがくせっし））が虫歯になりやすいところなので、上の歯から磨き始めましょう。通常、長い時間はじっとしていられないので、ポイントを押さえて手早く終わらせてあげることが大切です。

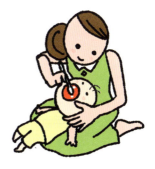

寝かせ磨き

　お子さまが歯ブラシに興味をもつようになったら、本人用のストッパーつきの歯ブラシを使わせてあげてください。自分でできたら褒めてあげましょう。大人の真似（まね）をしたがるお子さまであれば、お母さんも一緒に楽しく歯を磨くようにするのも一つの方法かもしれません。

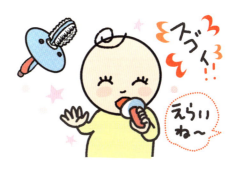

ストッパーつきの歯ブラシを使う

第4章　日常生活で気をつけたいこと

卒乳・断乳はいつから？

「授乳はいつ頃まで続けていいの？」というのもお母さんの迷いごとの一つです。1歳～1歳6カ月が目安といわれていますが、明確な基準はありません。こだわりすぎず、お子さまのタイミングに合わせてあげましょう。

1 離乳の時期はお母さんの考え方で

赤ちゃんが母乳や育児用ミルクからとっていた栄養を食事でとれるようになる過程を離乳といいます。そして、赤ちゃんがだんだんと母乳を欲しがらなくなり自然と授乳しなくなることを卒乳、お母さんの意思で授乳をやめることは断乳と呼ばれているようです。

2016年の厚生労働省の栄養調査によれば、離乳の完了時期で一番多いのは1歳1カ月～1歳3カ月（33.3％）で、1歳4カ月～1歳6カ月（27.9％）、1歳（25.7％）と続き、ほとんどの赤ちゃんが1歳6カ月までに離乳が完了しています。しかし、離乳の完了とは母乳や育児用ミルクを全く飲んでいない状態のことをいうわけではありません。

2019年の「授乳・離乳の支援ガイド*2」でも、「いつまで授乳を続けるかは、母親等の考えを尊重して支援を進める」と指導されています。赤ちゃんが欲しがれば2歳くらいまで授乳をしてもいいと考えている小児科医は多いでしょう。そして、世界保健機関（WHO）も母乳育児を2歳以上まで続けるように推奨しています*3。

しかし、1歳6カ月の歯科検診では授乳をやめるように指導されるのが一般的です。これは、赤ちゃんが寝るときの習慣として授乳が行われていることが多く、夜間授乳後では口の中のケアができないので、むし歯（う歯）が問題となるからです。

② 授乳とむし歯の関係

むし歯の原因は、口の中のミュータンスレンサ球菌が糖分を分解したときに生じる酸が歯を溶かすことが原因と考えられています。もしミュータンスレンサ球菌が口の中にいると、母乳には7％程度の乳糖が含まれているため、夜間授乳によりむし歯ができやすい環境をつくってしまうことになります。最近の検討でも、13カ月以上母乳を続け、特に夜間授乳や授乳回数が多い児ではむし歯の発症リスクが高いと報告されています。[*4]

赤ちゃんの甘えたい気持ちに応えるため、赤ちゃんとの安心感やコミュニケーションのために夜間授乳をしているのであれば、母乳を与える以外の方法で応えてあげたいですね。添い寝をしながらやさしく体に触れたり、手を握ったりするのも一つの方法かもしれません。

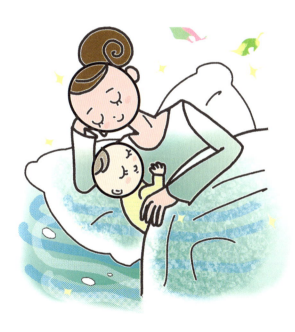

第4章　日常生活で気をつけたいこと

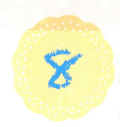

指しゃぶりとおしゃぶりはやめさせたほうがいい？

赤ちゃんの指しゃぶりは、成長の過程でよくみられる姿です。赤ちゃんにとっては自然なことなので、深刻に考えすぎる必要はありません。指しゃぶりやおしゃぶりで問題となるのは歯並びへの影響ですが、2歳くらいまでは影響しないようです。

1 指しゃぶりの理由は？

指しゃぶりは生後3カ月頃の赤ちゃんから認められ、1歳〜1歳6カ月で約30％、3歳で約20％の幼児にみられると報告されています*5。そして、5歳以降になると自然と消失していくことがほとんどです。

指しゃぶりをする原因は年齢により異なります。乳幼児にみられるものは反射にともなうものと考えられています。この頃は指ではなく、握りこぶしをなめたりする仕草としてみられることもよくあります。

赤ちゃんには生まれた後に、口の周囲にあるものに口を近づける探索反射と、口に入ったものを吸う吸啜反射がみられますが、この反射がその後の成長過程でも残ってしまっていると考えられています。そして、指をしゃぶりながら遊んだり、退屈をまぎらわすようなことも覚えていきます。

2歳以降にみられる指しゃぶりの原因には、手持ち無沙汰によるものや気持ちを落ち着かせることが理由となることが多いでしょう。また、卒乳や断乳がきっかけとなり指しゃぶりが始まることもあります。

2 「おしゃぶり」は有効？

おしゃぶりを使用したお母さんへの使用目的の調査では、①寝つきがよくなる、②機嫌がよくなる、③外出時に安心である、などの回答が上位で、60％のお母さんがおしゃぶりが「役に立った」と答えています*6。

おしゃぶりを使用する期間の平均は指しゃぶりよりも短く、14カ月程度であったと報告されています。*7

③ 歯並びへの影響は？

指しゃぶりやおしゃぶりでよく問題となるのは、「歯並び」や「噛み合わせ」に影響しないかという点ですが、一般的には、2歳くらいまでは影響することはないと考えられています。*8 やめるための準備期間を考慮しても1歳6カ月くらいまでは強制的にやめさせる必要はないようです。

ただし、おしゃぶりを使用する場合は、日本の子どもの口に合わせて開発された楕円型のおしゃぶりを使用することが、歯並びへの影響の点から推奨されています。*9

また、意外と多い相談が、指しゃぶりにより指に湿疹ができてしまうことです。特に1歳6カ月以降の幼児では指が真っ赤になり、皮がむけてしまうようなこともあります。

やめること以外に根本的な対策はありませんが、あまりひどいときには口内炎に使用する口の中に入っても大丈夫なステロイドを薄く塗って経過をみてあげることもあります。

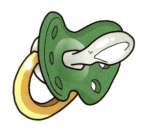

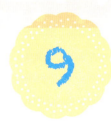

薬の上手な飲ませ方・使い方

赤ちゃんにはどのように薬を飲ませたらよいのでしょうか。病気で機嫌の悪い赤ちゃんに、慣れない薬を飲ませるのに戸惑うお母さんも多いでしょう。ここでは、上手に薬を飲ませるコツや工夫を紹介します。

① いつ飲ませるの？

　内服薬が処方されたときに渡される説明書には、薬を飲む間隔やタイミングが記載されています。ほとんどの場合「食後」となっていますが、これは空腹時に服用したときの胃への負担を考慮しているからです。

　しかし、赤ちゃんや子どもが飲む内服薬で胃への負担があるものはほとんどありませんので、おなかがいっぱいになった後の食後より「食前」に飲ませてあげることをお勧めします。おなかがすいていれば薬の味も気にならないことがあり、また服用後に嘔吐してしまったときなどでも事前に食べたものを吐き出さずにすみます。

② 生後6カ月くらいまでの方法

　哺乳びんを使っている赤ちゃんなら、シロップやドライシロップ（溶けやすい粉薬）を少量の育児用ミルクに混ぜたり、哺乳びんの乳首をはずしてそこから流して吸わせてあげるのがいいでしょう。スポイトやスプーンから上手に飲んでくれる赤ちゃんもいます。

　粉薬の場合は、手のひらに

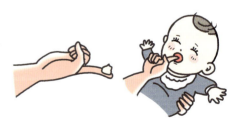

赤ちゃんの上あごに薬を塗りつけて……

薬をのせ、少量の母乳や湯冷ましを加えて団子状にして、赤ちゃんの上あごに塗りつけ、母乳を飲ませます。これを繰り返す方法があります。

どうしても飲んでくれないときには、薬を嫌がって泣いているときに、少しずつ舌にシロップを落としてあげる方法が効果的です。息継ぎをするときに、自然に喉に薬が落ちてしまいます。このとき注意しなければならないことは、起き上がった状態で行うことです。後ろへ倒れた状態であごが上がり頭が下がると、気管へ入りやすくむせてしまうことがあります。

❸ 離乳食中期以降の方法

離乳食開始後、ヨーグルトが食べられるようになれば、粉薬を一緒に混ぜて食べさせてあげるといいでしょう。このとき、砂糖などで味付けをし、バナナなどの果物を小さくちりばめてあげるなど工夫してください。ジュースやバニラアイス、プリン（卵アレルギーのない場合）などに混ぜても大丈夫です。特に味の濃いアイスやチョコレート味のものだと薬の味を隠してくれます。

ただし、一部の抗菌薬（抗生物質）では、乳製品やジュースに混ぜると薬の効果が低下したり、味が極端に悪くなるものがあります。薬の説明書に記載されていることが多いので確認してください。また、最初にお母さんが味見をしてあげるのもいいでしょう。

服薬ゼリーを使用する方法もあります。このときのコツは、薬と一緒に混ぜないことです。混ぜてしまうと薬の味がわかってしまう恐れがあります。まず、スプーンに服薬ゼリーだけをのせて食べさせてあげることで安心させてください。その後、スプーンに服薬ゼリーをのせ、次に少量の薬をのせ、さらに服薬ゼリーをのせて薬を挟んでしまいましょう。これにより薬の味を隠すことができます。

チョコレート味のものは抗菌薬（抗生物質）や苦みの強い薬にも効果的です。飽きさせないように、ときどき味を変えてあげてもいいでしょう。

④ 座薬の使い方

　熱を下げる薬（解熱薬）や吐き気止め、ひきつけ予防で座薬を使うことがあります。特にぐったりしていて薬どころか水分も摂れないときや、吐き気や嘔吐がみられるときに、座薬は有効です。

　量を調整する場合は、中身を出す前にカバーごとハサミでカットします。赤ちゃんではおむつを替える姿勢がいいでしょう。座薬の先にオリーブ油や軟膏などを塗るとスムーズに挿入することができます。

　挿入するときは、座薬が見えなくなるまで指でしっかり押し込んでください。中途半端に挿入されているとピュッと出てきてしまいます。挿入した後は、赤ちゃんの足をすぐに閉じましょう。

　挿入してから15分以内にうんちが出てしまった場合は、新しい座薬を入れ直してください。30分以上経っていれば、ほとんどが吸収されてしまいます。

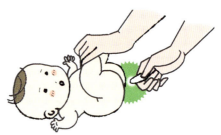

おむつを替える姿勢で座薬を挿入

コラム30　薬の効果と役割は？

　薬（医薬品）は「病気の診断、予防、治療に使用されるもの」です。「薬は必要ですか？」と質問を受けることがありますが、小児科の外来で使用する薬の役割に関して、赤ちゃんが経験することの多い感染症やアレルギーについてまとめてみました。

　1つ目は病気の原因、特に病原体を取り除くための薬です。溶連菌やマイコプラズマ感染症、急性中耳炎などに使用することが多い抗菌薬（抗生物質）が代表的です。抗菌薬は細菌を直接攻撃して、細菌の構造を壊し、増殖する仕組みを邪魔します。人間には自然治癒力があるので、自力でそれらの病原体をやっつけることもできますが、薬を使用することで症状の回復を早め、重症化を防止する効果が期待できます。

　2つ目は病気によって生じる症状を緩和する薬です。熱を下げる解熱剤、咳を止める鎮咳剤、鼻汁を止める抗ヒスタミン剤などです。咳や鼻汁が出ていても日常生活に支障がなければ、自然回復を待って経過をみていれば大丈夫なことが多いでしょう。しかし、熱や咳、鼻がつまって眠れない、グッタリとして水分が摂れないようなときは、薬によって症状を緩和し、病気と闘いやすい状況をつくることも必要でしょう。

　3つ目は病気による症状を予防する薬です。花粉症の鼻汁や目のかゆみを抑える抗アレルギー内服薬や点眼薬、喘息症状の発症を抑える抗ロイコトリエン薬や吸入薬です。また、鼻汁が長引くとウイルスや細菌が鼻腔内に増殖し、中耳炎を生じやすい環境をつくってしまうため、鼻汁吸引で十分に対応できないときは薬を使用するのも一つの対処法になります。

　薬を使用せずに自然治癒を待つことが理想だと思いますが、生活に支障があるとき、症状が日に日に悪化するとき、他の病気や合併症を引き起こす可能性があるときなどは、薬を使用するのも一つの方法だと思います。いずれにしても薬を処方されたときは、なにを目的に使用するのかなどの説明をしっかり受けることが大切です。

参照・引用文献

第Ⅰ部

序 章

*1 Powers SW, et al. Trial of Amitriptyline, Topiramate, and Placebo for Pediatric Migraine. N Engl J Med 2017;376:115-124
*2 Lewis DW, et al. The placebo responder rate in children and adolescents. Headache 2005;45:232-239

第Ⅰ章

*1 Victora CG, et al. Breastfeeding in the 21st century: epidemiology, mechanisms, and lifelong effect. Lancet 2016;387:475-490
*2 「平成27年度乳幼児栄養調査」(2016) 厚生労働省
*3 Boston Children's Hospital: www.childrenshospital.org/
*4 Oddy WH, et al. Breastfeeding and respiratory morbidity in infancy: a birth cohort study. Arch Dis Child 2003;88:224-228
*5 Mandy BB, et al. Infant feeding and childhood cognition at ages 3 and 7 years; Effects of breastfeeding duration and exclusivity. JAMA Pediatr 2013;167:836-844
*6 Holta BL, et al. Breastfeeding and intelligence: a systematic review and meta-analysis. Acta Paediatrica 2015;104:14-19
*7 Cesar GV, et al, Association between breastfeeding and intelligence educational attainment, and income at 30 years of age: A prospective birth cohort study from Brazil. The Lancet Global Health 2015;3:e199-e205
*8 Xiang M, et al. Long-chain polyunsaturated fatty acids in human milk and brain growth during early infancy. Acta Paediatrica 2000;89:142-147
*9 Oshida K, et al. Effects of dietary sphingomyelin on central nervous system myelination in developing rats. Pediatr Res 2003;53:589-593
*10 Gomez L, et al. Leptin values in placental cord blood of human newborns with normal intrauterine growth after 30-42 weeks of gestation. Horm Res 1999;51:10-14
*11 水野克己.医療者に知ってほしい母乳育児のポイント.お母さんがもっと元気になる乳児健診-健診を楽しくすすめるエビデンス&テクニックー.メディカ出版.2015:20-32
*12 日本小児科学会：ガイドライン・提言「新生児・乳児ビタミンK欠乏性出血

症に対するビタミンK製剤投与の改訂ガイドライン（修正版）」について：
https://www.jpeds.or.jp/modules/guidelines/index.php?content_id=32

*13 白幡 聡, 他. 乳児ビタミンK欠乏性出血症全国調査成績(1999〜2004年). 日産婦新生児血会誌 2006;16:S55-56

*14 Loughnan PM, McDougall PN. Epidemiology of late onset haemorrhagic disease: a pooled data analysis. J Pediatr Child Health 1993;29:177-181

*15 Sutor AH. New aspects of vitamin K prophylaxis. Semin Thromb Hemost 2003;29:273-276

*16 Norgaard-Hansen K, Ebbesen F. Neonatal vitamin K prophylaxis in Denmark: three years' experience with oral administration during the first three months of life compared with one oral administration at birth. Acta Paediatrica 1996;85:1137-1139

*17 内山 温. 新生児および乳児に対するビタミンK投与の現状と課題. 東京小児科医会報 2017;35:39-43

*18 Lönnerdal B. Trace element nutrition of infants-molecular approaches. J Trace Elem Med Biol 2005;19:3-6

*19 Yang Z, et al. Prevalence and predictors of iron deficiency in fully breastfed infants at 6 month of age: comparison of data from 6 studies. Am J Clin Nutr 2009;89:1433-1440

*20 Innis SM, et al. Incidence of iron-deficiency anaemia and depleted iron stores among nine-month-old infants in Vancouver, Canada. Can J Pub Health 1997;88:80-84

*21 小野寺典夫, 他. 乳児貧血のスクリーニングに関して. 小児保健研究 1986; 45:387-390

*22 Hokama T. Levels of serum ferritin and total body iron among infants with different feeding regimens. Acta Paediatr Jpn 1993;35:298-301

*23 Baker RD, Greer FR. The committee on nutrition: Diagnosis and prevention of iron deficiency and iron-deficiency anemia in infants and young children (0-3 years of age). Pediatrics 2010;126:1040-1050

*24 Richard J, Schanler RJ. Concerns with early universal iron supplementation of breastfeeding infants. Pediatrics 2011;127:e1097

*25 木村正彦. 乳幼児の鉄欠乏性貧血と母乳栄養. 小児科臨床 2014;67:2401-2406

*26 吉田宗弘, 他. 乳児における市販離乳食からの微量ミネラルの摂取. Trace Nutrients Research 2009;26:41-45

*27 Hirata M, Yoda H, et al. Risk factors of infant anemia in the perinatal period.

Pediatr Int 2017;59:447-451
*28 伊藤明子, 他. レセプトデータによる小児ビタミンD欠乏性くる病有病率の10年間の推移. 日本内分泌学会誌 2016;92:290
*29 Holick, MF. Vitamin D deficiency. N Engl J Med 2007;357:266-281
*30 平井沙依子, 中野 聡, 他. 日本でのビタミンD欠乏状態の乳幼児の頻度. 外来小児科 2017;20:515
*31 富本和彦, 金城 学. 北日本の一地域における母乳栄養児のビタミンD充足状態評価. 日児誌 2018;122:1563-1571
*32 時田章史. 特集 今日からできる栄養指導：母乳栄養とビタミンD欠乏. Brestfeeding and vitaminD deficiency. 東京小児科医会報 2018;36:9-12
*33 Munns CF, et al. Global consensus recommendations on prevention and management of nutritional rickets. J Clin Endocrinol Metab 2016;101:394-415
*34 北中幸子. 子どものビタミンD欠乏とその予防. 第239回山の手小児懇話会（特別公演）愛育病院（2015年5月13日）
*35 北中幸子. 乳幼児に増加するビタミンD欠乏症の現状と予防. ペリネイタルケア 2016;35:74-77
*36 Shibata, M, et al. High prevalence of hypovitaminosis D on pregnant Japanese women with threatened premature delivery. J Bone Miner Metab 2011;29:615-620
*37 Tanaka H, et al. Growth of Japanese breastfed infants compared to national references and world health organization growth standards. Acta Paediatrica 2013;102:739-743
*38 日本母乳の会：www.bonyu.or.jp/index.asp
*39 Belfort, MB, et al. Infant growth and child cognition at 3 years of age. Pediatrics 2008;122:e689-695

第2章

*1 アトピー性皮膚炎診療ガイドライン2018（日本皮膚科学会ガイドライン）. 日皮会誌 2018;128:2431-2502
*2 Horimukai K, et al. Application of moisturizer to neonates prevents development of atopic dermatitis. J Allergy Clin Immunol 2014;134:824-830
*3 Takahashi K, et al. Month of birth and prevalence of atopic dermatitis in schoolchildren: Dry skin in early infancy as a possible etiologic factor. J Allergy Clin Immunol 1999;103:1148-1152
*4 Peserico A, et al. Reduction of relapses of atopic dermatitis with methylprednisolone aceponate cream twice weekly in addition to maintenance

treatment with emollient: a multicentre, randomized, double-blind, controlled study. Br J Dermatol 2008;158:801-807
* 5 Schmitt J, et al. Efficacy and tolerability of proactive treatment with topical corticosteroids and calcineurin inhibitors for atopic eczema: systematic review and meta-analysis of randomized controlled trials. Br J Dermatol 2011;164:415-428
* 6 アトピー性皮膚炎の疫学. 小児アレルギー疾患総合ガンドライン. 協和企画. 2011:150-153
* 7 アトピー性皮膚炎の疫学. アレルギー総合ガイドライン. 協和企画. 2011:290-296

第3章

* 1 「平成25年度学校生活における健康管理に関する事業報告書」日本学校保健会 2014
* 2 「アレルギー疾患に関する3歳児全都調査（平成26年度）報告書」東京都健康安全センター2015
* 3 今井孝成, 他. 消費者庁「食物アレルギーに関連する食品表示に関する調査研究事業」平成23年 即時型食物アレルギー全国モニタリング調査結果報告. アレルギー 2016;65:942-946
* 4 American Academy of Pediatrics Committee on Nutrition. Hypoallergenic Infant Formula. Pediatrics 2000;106:346-349
* 5 Kramer MS, Kakuma R. Optimal duration of exclusive breastfeeding. Cochrane Database Syst Rev 2002;1:CD003517
* 6 Lack G. Factors associated with the development of peanut allergy in childhood. N Engl J Med 2003;348:977-985
* 7 Greer F, et al. Effects of early nutritional interventions on the development of atopic disease in infants and children: The role of maternal dietary restriction, breastfeeding, timing of introduction of complementary foods, and hydrolyzed formulas. Pediatrics 2008;121:183-191
* 8 Du Toit G, et al. Early consumption of peanuts in infancy is associated with a low prevalence of peanut allergy. J Allergy Clin Immunol 2008;122:984-991
* 9 Du Toit G, et al. Randomized trial of peanut consumption in infants at risk for peanut allergy. N Engl J Med 2015 327:803-813
*10 Fleischer DM, et al. Consensus communication on early peanut introduction and the prevention of peanut allergy in high-risk infants. J Allergy Clin Immunol 2015;136:258-261

*11　Koplin JJ, et al. Can early introduction of egg prevent egg allergy in infants? A population-based study. J Allergy Clin Immunol 2010;126:807-813
*12　Ierodiakonou D, et al. Timing of allergenic food introduction to the infant diet and risk of allergic or autoimmune disease: A systematic food and meta-analysis. JAMA 2016;316:1181-1192
*13　Katz Y, et al. Early exposure to cow's milk protein is protective against IgE-mediated cow's milk protein allergy. J Allergy Clin Immunol 2010;126:77-82
*14　Perkin MR et al. Randomized Trial of Introduction of Allergenic Foods in Breast-Fed Infants. N Engl J Med. 2016;374:1733-43
*15　大矢幸弘. 食物アレルギーの予防. 国立成育医療研究センターだより 2018; Vol13:3
*16　Lack G. Factors associated with the development of peanut allergy in childhood. N Engl J Med 2003;348:977-985
*17　Shoda T, et al. Timing of eczema onset and risk of food allergy at 3 years of age: A hospital-based prospective birth cohort study.J Dermatol Sci 2016;84:144-148
*18　Tsakok T, et al. Does atopic dermatitis cause food allergy? A systematic review. J Allergy Clin Immunol 2016;137:1071-1078
*19　Natsume O, et al. Two step egg introduction for preventing egg allergy in high-risk infants with eczema (PETIT study): a double-blind, placebo-controlled, parallel-group randomised clinical trial. Lancet 2017;389:276-86
*20　Fukutomi Y, et al. Rhinoconjunctival sensitization to hydrolyzed wheat protein in facial soap can induce wheat-dependent exercise-induced anaphylaxis. J Allergy Clin Immunol 2011;127:531-533

第 4 章

*１　Measles Vaccination. CDC　https://www.cdc.gov/measles/vaccination.html
*２　日本小児科学会の予防接種の同時接種に対する考え方（2011.1.19）：https://www.jpeds.or.jp/modules/guidelines/index.php?content_id=47
*３　斎藤昭彦. インフルエンザワクチン. 予防接種の手びき 2018-19 年度版. 近代出版. 2018;199-211
*４　Vaccine Effectiveness-How Well Do the Flu Vaccine Work?. CDC (Questions & Answers). https://www.cdc.gov/flu/vaccines-work/vaccineeffect.htm
*５　６歳未満児におけるインフルエンザワクチンの有効性. 2013/14 〜2015/16 シーズンのまとめ. IASR 2017;38(11):223-224 NIID 国立感染症研究所
*６　インフルエンザ予防接種について：前橋レポートの中身（接種の有無による

＊7 五本木クリニック院長ブログ：インフルエンザ予防接種ワクチンは打たない派の方へ・・・なんで判ってもらえないんだろう？追記あり（http://www.gohongi-beauty.jp/blog/?p=7503）
＊8 菅谷憲夫．インフルエンザ診療ガイド2016-17．日本医事新報社．2017;44-51
＊9 Shinjoh M, Sugaya N, et al. Effectiveness of Trivalent Inactivated Influenza Vaccine in Children Estimated by a Test-Negative Case Control Design Study Based on Influenza Rapid Diagnostic Test. PLoS Med Published August 2015;28:DOI:10.1371/journal.pone.0136539.
＊10 インフルエンザワクチン有効率調査．神奈川小児科医会HP 公衆衛生委員会（http://ikai.kanagawa-ped.org/health/index.html）

第5章

＊1 武内 一, 他．保育園入園1年間での上咽頭培養の変化－Hib 抗体測定結果にも言及して－．小児感染免疫 2007;19:399-403
＊2 Kamei S, Takasu T. Nationwide survey of the annual prevalence of viral and other neurological infections in Japanese inpatients. Intern Med 2000;39:894-900
＊3 Schuchat A, Robinson K, Wenger JD, et al. Bacterial meningitis in the United States in 1995: Active Surveillance Team. N Engl J Med 1997;337:970-976.
＊4 菅 秀.「Hib、肺炎球菌、HPV 及びロタウイルスワクチンの各ワクチンの有効性、安全性並びにその投与方法に関する基礎的・臨床的研究」総括研究報告書
＊5 神谷 齊, 他．小児急性化膿性中耳炎における肺炎球菌血清型に関する疫学調査（小児肺炎球菌血清型研究会）．感染症誌 2007;81:59-66
＊6 砂川慶介, 他．本邦における小児細菌性髄膜炎の動向（2005～2006）．感染症誌 2008;82,187-197
＊7 菅 秀, 他「新興・再興感染症に対する革新的医薬品等開発研究推進事業」平成28年度 委託研究開発成果報告書．ワクチンの実地使用下における有効性・安全性及びその投与方法に関する基礎的・臨床的研究
＊8 Ｂ型肝炎ワクチンに関するファクトシート（第11回厚生科学審議会感染症分科会予防接種部会資料3-5)
＊9 「Ｂ型肝炎とは」NIID 国立感染症研究所（2013.6.19 改定）
＊10 Komatsu, et al. Tears from children with chronic hepatitis B virus (HBV) infection are infectious vehicles of HBV transmission: Experimental transmission of HBV by tears, using mice with chimeric human livers. J Infect Dis 2012;206;478-485
＊11 「第12回厚生科学審議会予防接種・ワクチン分科会予防接種基本方針部会資

料」厚生労働省

*12 白木和夫. わが国におけるＢ型肝炎母子感染防止の経緯と universal vaccination の必要性について. 小児感染免疫 2009;21:149-157

*13 Ｂ型肝炎作業チーム報告書（第６回感染症分科会予防接種部会ワクチン評価に関する小委員会）

*14 荒木 薫, 他. 症例対照研究によるロタウイルスワクチンの有効性評価.「ワクチンの有効性・安全性評価と VPD（vaccine preventable diseases）対策への適用に関する分析疫学研究」平成28年度総括・分担研究報告書（研究代表者 廣田良夫）

*15 Fujii Y, et al. Effectiveness of rotavirus vaccines against hospitalisations in Japan 2017 doi:10.1186/s12887-017-0916-7

*16 Sustained decrease in laboratory detection of rotavirus after implementation of routine vaccination-United States, 2000-2014 (MMWR).CDC 2015;64:337-342

*17 Payne DC, et al. Protective Association Between Rotavirus Vaccination and Childhood Seizures in the Year Following Vaccination in US Children. Clin Inf Dis 2014;58:173-177

*18 Guidelines for the Public Health Management of Pertussis in England; Public Health England 2016

*19 百日せき. 子どもの VPD；KNOW VPD!（VPD を知って子どもを守ろう。）

*20 Misegades LK, et al. Association of childhood pertussis with receipt of 5 doses of pertussis vaccine by time since last vaccine dose, California, 2010. JAMA 2012;Nov28;308:2126-2132

*21 「百日せきワクチン ファクトシート 2017年２月10日」国立感染症研究所

*22 Guidelines for Vaccinating Pregnant Women. CDC April 2013

*23 森島恒雄. 小児の急性脳炎・脳症の現状. ウイルス 2009;59:59-66

*24 「ポリオ（急性灰白髄炎、小児麻痺）とは」NIID 国立感染症研究所

*25 「平成29年結核登録者情報調査年報結果について」厚生労働省 HP（2017年12月31日現在）

*26 結核. 予防接種ガイドライン 2019 年版. 予防接種ガイドライン等検討委員会（公益財団法人予防接種リサーチセンター）. 2019;65-69

*27 Epidemiology and Prevention of Vaccine-Preventable Diseases: Chapter 13 Measles. CDC

*28 Wendorf KA, et al. Subacute Sclerosing Panencephalitis: the Devastating Measles Complication that Might be More Common than Previously Estimated: a risk estimation. Clin Infect Dis 2017. doi: 10.1093/cid/cix302

*29 Epidemiology and Prevention of Vaccine-Preventable Diseases; CDC The Pink Book, 13th Ed
*30 「水痘ワクチンに関するファクトシート（2010年7月7日版）」国立感染症研究所
*31 Toyama N, et al. Epidemiology of herpes zoster and its relationship to varicella in Japan: A 10-year survey of 48, 388 herpes zoster cases in Miyazaki prefecture. J Med Virol 2009;81:2053-2058
*32 Oxman MN, et al. A vaccine to prevent herpes zoster and postherpetic neuralgia in older adults. N Engl J Med 2005;352:2271
*33 流行性耳下腺炎（おたふくかぜ）IASR 2013;34(8):219-250 NIID 国立感染症研究所
*34 ニュースリリース「ムンプス難聴全国調査結果報告」日本耳鼻咽喉科学会（2017年9月22日）
*35 「おたふくかぜワクチンに関するファクトシート」国立感染症研究所
*36 Makino S, et al. Studies on the development of a live attenuated mumps virus vaccine II. Development and evaluation of the live "Hoshino" mumps vaccine. Kitasato Arch Exp Med 1976;49(1-2):53-62
*37 Cardemil CV, et al. Effectiveness of a third dose of MMR vaccine for mumps outbreak control. N Engl J Med 2017;377:947-956
*38 Marin M, et al. Morbidity and mortality weekly report (MMWR); Recommendation of the Advisory Committee on Immunization Practices for Use of a Third Dose of Mumps Virus-Containing Vaccine in Persons at Increased Risk for Mumps During an Outbreak. CDC 2018;67:33-38. DOI: http://dx.doi.org/10.15585/mmwr.mm6701a7
*39 「日本脳炎とは」NIID 国立感染症研究所
*40 Japanese Encephalitis Vaccines: Weekly epidemiological record. WHO 2015;90(9):69-88
*41 ブタの日本脳炎抗体保有状況（地図情報）. NIID 国立感染症研究所：https://www.niid.go.jp/niid/ja/je-m/2075-idsc/yosoku/sokuhou/6010-je-yosoku-rapid2015-15-map.html
*42 Miyazaki C et al. Phase III Clinical trials comparing the immunogenicity and safety of the Vero cell-derived Japanese encephalitis vaccine Encevac with those of mouse brain-derived vaccine by using the Beijing-1 strain. Clin Vaccine Immunol 2014;21:188-195

第 6 章

* 1　Leo AV, et al. Risk factors for deformational plagiocephaly at birth and at 7 weeks of age: a prospective cohort study Pediatrics 2007;119:e408-18
* 2　Binkiewcz-Glinska A, et al. Early diagnosis and treatment of children with skull deformation. The challenge of modern medicine. Dev Period Med 2016;20:289-295
* 3　Collett B, et al. Neurodevelopmental implications of "deformational" plagiocephaly. J Dev Behav Pediatr 2005;26:379-389
* 4　Brent R, et al. Development at age 36 months in children with deformational plagiocephaly. Pediatrics 2013;131:e109-15
* 5　Matthew LS, et al. Case-control study of neurodevelopment in deformational plagiocephaly. Pediatrics 2010;125:e537-e542
* 6　坂本好昭. 頭蓋骨縫合早期癒合症：小児疾患診療のための病態生理2. 小児内科 2015;47:275-278
* 7　Xia JJ, et al. Nonsurgical treatment of deformational plagiocephaly: a systematic review. Arch Pediatr Adolesc Med 2008;162:719-727
* 8　Van Wijk RM, et al. Helmet therapy in infants with positional skull deformation: randomized controlled trial. BMJ 2014; 348 doi: https://doi.org/10.1136/bmj.g2741

第 7 章

* 1　武内 一, 他. 保育園入園1年間での上咽頭培養の変化－ Hib 抗体測定結果にも言及して－. 小児感染免疫 2007;19:399-403
* 2　Kenealy T, et al. Antibiotics for acute otitis media in children (Review). Cochrane Database of Systematic Reviews 2013 Jan 31;1
* 3　Yan J, et al. Infectious virus in exhaled breath of symptomatic seasonal influenza cases form a college community. Proc Natl Acad Sci USA 2018;115:1081-1086
* 4　Kronman MP, et al. Bacterial prevalence and antimicrobial prescribing trends for acute respiratory tract infections. Pediatrics 2014;134:e956-965
* 5　上原すゞ子, 砂川慶介監修. 小児呼吸器感染症診療ガイドライン作成委員会. 日本小児呼吸器疾患学会・日本小児感染症学会「小児呼吸器感染症診療ガイドライン 2004 第1版」協和企画 2004
* 6　草刈 章, 他. 抗菌薬適正使用ワーキンググループ「小児上気道炎および関連疾患に対する抗菌薬使用ガイドライン－私たちの提案－」外来小児科 2005;8:146-173

*7 吉田 均, 他. 小児科外来における上気道炎患者への抗菌薬使用状況再調査. 外来小児科 2009;12:2-8
*8 西村龍夫. 小児プライマリーケアにおける抗菌薬の適正使用について：プライマリーケアの治療を考え直そう. 日児誌 2010;1357-1366
*9 梶原伸介, 他. 外来での抗菌薬適正使用を真剣に前向きに考える. 小児感染免疫 2014;26:532-537
*10 西村龍夫. 風邪教育の必要性. 子どもの風邪 新しい風邪診療を目指して. 南山堂. 2015;23-30
*11 泉谷徳男, 他. 上気道炎に対する抗菌薬使用に関する医師および患者アンケート調査報告. 小児保健研究 2008;67:656-660
*12 Butler CC, et al. Understanding the culture of prescribing: qualitative study of general practitioners' and patients' perceptions of antibiotics for sore throats. BMJ 1998;317:637-642
*13 I Petersen, et al. Protective effect of antibiotics against serious complications of common respiratory tract infection: retrospective cohort study with the UK General Practice Research Database. BMJ 2007;335:982-984
*14 平山和弘. シリーズ 腸内細菌叢 I：腸内細菌叢の基礎. モダンメディア 2014;60:307-311
*15 秋田博伸. 各種抗生剤投与による腸内細菌叢の変動（小児科領域にみられる影響について）. 感染症学会誌 1982;56:1216-1224
*16 Schwartz BS, et al. Antibiotic use and childhood body mass index trajectory. Int J Obes 2016;40:615-621
*17 入江潤一郎, 伊藤 裕. 特集 肥満症の改善はなぜ、難しいのか？：腸内細菌叢と肥満症. 日内会誌 2015;104:703-709
*18 坊内良太郎, 小川佳宏. 特集 腸内細菌と内科疾患：肥満・糖尿病と腸内細菌. 日内会誌 2015;104:57-65
*19 Menni C, et al. Gut microbiome diversity and high-fibre intake are related to lower long-term weight gain. Int J Obesity 2017;41:1099-1105
*20 Marra F, et al. Antibiotic use in children is associated with increased risk of asthma. Pediatrics 2009;123:1003-1010
*21 Metsälä, J, et al. Mother's and offspring's use of antibiotics and infant allergy to cow's milk. Epidemiology 2013;24:303-309
*22 朝日新聞 DIGITAL「乳幼児の抗菌薬服用、注意を ぜんそく発症率 1.7倍に」（2018年5月2日）https://www.asahi.com/articles/ASL52552QL52ULBJ008.html
*23 Otsuka T, et al. Individual risk factors associated with nasopharyngeal colonization

with Streptococcus pneumoniae and Haemophilus influenzae: a Japanese birt cohort study. Pediatr Infect Dis 2013;32:709-714
＊24 生方公子，他．厚生労働科学研究費補助金（新型インフルエンザ等新興・再興感染症研究事業）「重症型のレンサ球菌・肺炎球菌感染症に対するサーベイランスの構築と病因解析, その診断・治療に関する研究」2011,74-84
＊25 Faden H, et al. Otitis media: back to basics. Pediatr Infect Dis J 1998;17:1105-1113

第 2 部

第 1 章

＊1 De Asdrade Cairo RC, et al. Iron deficiency anemia in adolescents; a literature review. Nutr Hosp 2014:29;1240-1249
＊2 Eiji Kusumi, et al. Prevalence of anemia among healthy women in 2 metropolitan areas of Japan. Int J Hematol 2006;84:217-219
＊3 Haider BA, et al. Anaemia, prenatal iron use, and risk of adverse pregnancy outcomes: systematic review and meta-analysis. BMJ 2013:346:3443
＊4 Buppasiri P, et al. Calcium supplementation (other than for preventing or treating hypertension) for improving pregnancy and infant outcomes. Cochrane Database of Systematic Reviews 2015, Issue 2.Art.No.:CD007079
＊5 Shibata, M, et al. High prevalence of hypovitaminosis D on pregnant Japanese women with threatened premature delivery. J Bone Miner Metab 2011;29:615-620
＊6 De-Regil LM, et al. Vitamin D supplementation for women during pregnancy. Cochrane Database of Systemic Reviews 2016, Issue 1. Art.No.:CD008873
＊7 Hamazaki Kei, et al. Dietary intake of fish and n-3 polyunsaturated fatty acids and risks of perinatal depression: The japan environment and children's study (JECS). J Psychiatric Res 2018 98:9-16
＊8 May PA, et al. Prevalence of fetal alcohol spectrum disorder in 4 US communities. JAMA 2018:319;474-482
＊9 「B 型肝炎とは」NIID 国立感染症研究所（2013.6.19 改訂）
＊10 Okada K, et al. E antigen and anti-e in the serum of asymptomatic carrier mothers as indicators of positive and negative transmission of hepatitis B virus to their infants. N Engl J Med 1976;294:746-749
＊11 感染症：妊娠中に HBs 抗原陽性が判明した場合は？．産婦人科診療ガイドライン-産科編. 2017:354-357

*12　C型肝炎ウイルス等の母子感染防止に関する研究班．C型肝炎ウイルス（HCV）キャリア妊婦とその出生児の管理指導指針．日児誌 2005;109:78-79

*13　Ghidini A, et, al. Prenatal diagnosis and significance of fetal infection. West J Med 1993;159:366-373

*14　Moriuchi H, et al. Mother-to-child transmission of human T-cell lymphotropic virus type 1. Pediatri Infect Dis J 2013;32:175-177

*15　鈴木俊治．「妊娠中の性感染症に関する実態調査」（日本産婦人科医会 第108回懇談会：2017.4.12）

*16　Muanda FT, et al. Use of antibiotics during pregnancy and risk of spontaneous abortion. CMAJ 2017;189:E625-E633

*17　性器クラミジア感染症．性感染症 診断・治療 ガイドライン 2016. 日性感染症会誌 2016;27:62-66

*18　James SH, et al. Neonatal Herpes Simplex Virus Infection. Infect Dis North Am 2015;29:391-400

*19　Kenneson A, et al. Review and meta-analysis of the epidemiology of congenital cytomegalovirus (CMV) infection. Rev Med Virol 2007;17:253-276

*20　Dunn D, et al. Mother-to-child transmission of toxoplasmosis: risk estimates for clinical counselling. Lancet 1999;353:1829-1833

*21　Yamada H, et al. Prospective study of congenital toxoplasmosis screening with use of IgG avidity and multiplex PCR methods. J Clin Microbiol 2011;49:2552-2556

*22　Remington J, et al. Toxoplasmosis. In: Remington J, Klein J (eds), Infectious diseases of the fetus and the newborn infants, 6th ed. Philadelphia: Saunders, 2005;947-1091

*23　Foulon W, et al. Treatment of toxoplasmosis during pregnancy: a multicenter study of impact on fetal transmission and children's sequelae atage 1 year. Am J Obstet Gynecol 1999;180:410-415

*24　Yaegashi N, et al. The frequency of human parvovirus B19 infection in nonimmune hydrops fetalis. J Perinat Med 1994;22:159-163

*25　Clinical Management Guidelines for Obstetrician-Gynecologist Cytomegalovirus, Parvovirus B19, Varicella Zoster, and Toxiplasmosis in Pregnancy. ACOG 2015; 125:1510-1525

*26　岡田賢一．ワクチンの複数回接種に関する考え方．Clinical Vaccines Forum（紀尾井カンファレンス．2018.7.1）

*27　駒林賢一，他．山形県における麻しんの発生－修飾麻しん患者と典型麻しん患者の伝播の違い－．IASR Vol 39;59-60（2018年4月号）

第 2 章

＊1 Morton CC, et al. Newborn hearing screening-A silent revolution. N Engl J Med 2006; 354: 2151-2164
＊2 特別区保健衛生主管部長会資料 東京都福祉保健局 母子保健検討委員会資料（平成29年4月6日）
＊3 「新生児聴覚検査の実施に向けた取組の促進について 平成26年度の調査結果」厚生労働省 HP
＊4 仁志田博司, 他. 舌小帯短縮症に対する手術的治療に関する現状調査とその結果. 日児誌 2001;105:520-2
＊5 佐々木 潔, 他. 臍ヘルニアの醜形を残さない保存的治療法. 小児科 2002; 43:1482-1486
＊6 大塩猛人. 乳児臍ヘルニア圧迫療法における臍陥凹時期と固定期間短縮について. 小児外科 2018;50:534-538
＊7 Berkowitz S, et al. Prevalence and natural history of cryptorchidism. Pediatrics 1993;92:44-49
＊8 石井智弘. 乳幼児健診 Q&A：他の子どもと比べて陰茎が小さいことが気になります. 問題ですか. 小児科診療 2012;75:292-296
＊9 鈴木孝明, 他. 小児包茎に対する保存的治療. 昭和医会誌 2007;67:17-20
＊10 村松俊範, 布瀬谷先子. 乳児肛門周囲膿瘍に対する十全大補湯の使用経験. 小児外科 2006;32:106-108
＊11 馬場直子. こどものあざに対するレーザー治療. 日レ医誌 2007;27:297-302
＊12 岩崎泰政. 血管腫の色素レーザー治療における有用性と問題点. 日皮会誌 2008;118:2552-2559
＊13 「下肢・足：O脚・X脚」滋賀県立小児保健医療センター 整形外科 HP：https://www.pref.shiga.lg.jp/mccs/shinryo/sekegeka/shikkan/107314.html
＊14 「乳児股関節脱臼を見逃すな 診断遅れで治療難航 健診体制の再構築を」共同通信社（2015年4月21日）：https://www.47news.jp/278663.html

第 3 章

＊1 Savino F, et al. Lactobacillus reuteri (American Type Culture Collection Strain 55730) versus simethicone in the treatment of infantile colic: a prospective randomized study. Pediatrics. 2007 Jan;119:e124-30
＊2 Savino F, et al. A prospective 10-year study on children who had severe infantile colic. Acta Paediatrica Suppl. 2005;94:129-32
＊3 Sung V, et al. Treating infant colic with the probiotic Lactobacillus reuteri: double

blind, placebo controlled randomised trial. BMJ 2014;348:g2107. doi: 10.1136/bmj.g2107.
* 4 Oishi Y, et al. Combined effects of body position and sleep status on the cardiorespiratory stability of near-term infants. Sci Rep 2018;8:8845
* 5 太田英伸, 中川真智子, 大石芳久, 大川匡子. 胎児・新生児の眠りの発達. ベビーサイエンス. 2017;16:1-10.

第 4 章

* 1 今井孝成, 他. 消費者庁「食物アレルギーに関する食品表示に関する調査研究事業」平成23年 即時型食物アレルギー全国モニタリング調査結果報告. アレルギー 2016;65:942-946
* 2 授乳・離乳の支援ガイド（2019年 3 月）
https://www.mhlw.go.jp/content/11908000/000496257.pdf
* 3 Department of Nutrition for Health and Development (NHD): Complementary feeding: Family foods for breastfed children. World Health Organization, Geneva, 2000
* 4 Tham R, et al. Breastfeeding and the risk of dental caries: a systematic review and meta-analysis. Acta Paediatrica 2015;104:62-84
* 5 指しゃぶりについての考え方（小児科と小児歯科の保健検討委員会）. 小児保健研究 2006;65:513-515
* 6 米津卓郎. 乳幼児健診 Q&A：おしゃぶりが大好きなのですが、やめたほうがよいですか. 小児科診療 2012;75:274-278
* 7 Warren JJ, et al. Non-nutritive sucking behaviors in preschool children: a longitudinal study. Pediatr Dent 2000;22:187-191
* 8 「こどもたちの口と歯の質問箱：おしゃぶりはいつごろまで使っていてもいいのでしょう？」日本小児歯科学会 HP：http://www.jspd.or.jp/contents/main/faq/faq02.html#faq_c0107
* 9 米津卓郎, 他. おしゃぶりが低年齢児の歯列弓形態に及ぼす影響について. 小児歯科学雑誌 2012;50:274

さくいん

あ行

仰向け ··· 146, 148
亜急性硬化性全脳炎(SSPE) ······ 132
あせも／汗疹 ································ 284
頭の形(変形) ······ 144, 146, 148, 151, 152, 223
アナフィラキシー ························· 97, 119
アデノウイルス(感染) ··· 160, 166, 180, 273
アトピー性皮膚炎 ······ 34, 56, 58, 68, 70, 78, 80, 82, 169, 282, 294
アトピー素因 ···································· 58
アルコール／アルコール依存症 ······ 203
アレルギー性鼻炎／花粉症 ······ 58, 188
アレルゲン ························· 58, 77, 79, 84
RSウイルス(気管支炎) ······ 160, 166, 265
1カ月健診 ·················· 40, 53, 56, 288
育児用ミルク ······ 36, 41, 43, 48, 50, 76, 206, 209, 210, 268, 274, 290, 293, 300, 304
移行抗体 ························ 124, 156, 178, 210
異所性蒙古斑 ································ 248
イチゴ状血管腫 ····························· 247
位置的頭蓋変形症 ························· 152
いつ乳 ······························· 150, 263, 267
伊藤白斑 ··· 250
医療情報 ····························· 22, 29, 31
陰茎／陰唇 ··································· 239, 240
インターネット ···················· 22, 29, 106, 182
陰嚢／陰嚢水腫 ···························· 239
インフルエンザ(ウイルス) ··· 104, 106, 108, 112, 116, 125, 159, 160, 163, 166, 172, 192

インフルエンザ桿菌b型(ヒブ：Hib) ···· 87, 116, 118, 161, 167, 176
インフルエンザワクチン ···· 89, 96, 104, 106, 108, 114, 194
インパクトファクター(IF) ················ 28
ウイルス(感染) ······ 36, 90, 94, 120, 125, 129, 156, 158, 160, 173, 177, 186, 204, 230, 259
ウイルス性(無菌性)髄膜炎 ······ 117, 138, 176
ウイルス保有者(キャリア) ······ 120, 206, 207, 209
うつ病 ··· 201
うつ伏せ／うつ伏せ寝 ······ 148, 150, 264, 268
ウンナ母斑 ····································· 246
エイコサペンタエン酸(EPA) ······ 38, 202
エイズ(AIDS：後天性免疫不全症候群) ·· 209
栄養素 ···························· 40, 42, 44, 198, 200
栄養不足／栄養不良 ············ 44, 52, 199
X脚 ·· 254
エビデンス(科学的根拠) ······ 23, 24, 26, 28, 30, 32, 34, 72, 74, 82, 86, 96, 103, 106
エプスタイン真珠 ·························· 233
炎症後色素沈着 ······························ 65
エンテロウイルス ·············· 117, 160, 176
嚥下 ·· 263
O脚 ··· 44, 254
黄疸／新生児黄疸／生理的黄疸／核黄疸／母乳性黄疸 ···························· 245
太田母斑 ··· 248

おしゃぶり ……………………………… 302
おたふくかぜ（流行性耳下腺炎） … 97, 112, 117, 138, 176
おたふくかぜワクチン ……… 89, 95, 114, 138, 142, 194
おむつ皮膚炎（おむつかぶれ） …… 232, 243
オリゴ糖 ……………………………… 275
折れ耳 ……………………… 145, 225, 227

か行

外気浴 ……………………………… 46, 288
ガイドライン／診療指針 … 30, 40, 74, 76
外用剤 …… 34, 60, 63, 64, 80, 241, 242, 285
科学的根拠　※エビデンス
かかりつけ医 … 31, 50, 53, 112, 170, 183, 265
下気道炎 ……………………………… 157
鵞口瘡 ………………………………… 232
過剰歯 ………………………………… 235
過剰皮膚 ……………………………… 238
仮性内斜視／偽斜視 ………………… 229
風邪症候群／感冒 …………………… 156
風邪症状 …… 116, 118, 130, 132, 213, 215, 217
合併症 ……… 87, 97, 101, 117, 123, 132, 138
カフェオレ斑 ………………………… 249
カフェイン …………………………… 201
カルシウム ……………… 44, 194, 200, 202
肝炎／肝硬変／肝がん ……… 89, 120, 206
（経皮／経口）感作 ……………… 79, 83, 84
カンジダ／カンジダ皮膚炎 …… 232, 243
感染経路 …… 120, 122, 126, 158, 205, 206-217
感染者 ……………………… 100, 102, 159
感染症 … 37, 38, 86, 88, 90, 97, 98, 102, 142, 156, 159, 162, 164, 166, 168, 172, 176, 184, 204, 218, 232, 242, 265, 290, 307
感染性胃腸炎 ……… 107, 122, 186, 273
感染防止効果 ……… 88, 94, 104, 108, 121
眼脂／目やに ……………………… 230
眼振 ………………………………… 229
完全母乳 …………………… 36, 46, 48, 50
気管支喘息 ……… 58, 166, 169, 185, 189
気管支拡張薬 …………………… 185, 189
気管軟化症 ………………………… 265
基剤 ………………………………… 63
基礎免疫効果（プライミング効果） … 109
気道閉塞 …………………………… 126
キャリア（ウイルス保有者） …… 120, 206, 207, 209
局所反応 …………………………… 96
牛乳（ミルク）／牛乳（ミルク）アレルギー
………………… 72, 74, 76, 82, 272, 293, 294
切り替え授乳 ……………………… 38
巨大色素性母斑 …………………… 250
筋性斜頸 …………………………… 145
空気感染 …… 130, 132, 136, 159, 163, 216, 217
クラミジア・トラコマティス … 205, 210, 218
くる病 ……………………… 44, 200, 254
経口感染 …………………… 122, 127
（経口）免疫寛容 ……………… 77, 83
形状誘導ヘルメット療法 ………… 152
けいれん …… 87, 119, 122, 127, 140, 179, 259
血管腫 ………………………… 246, 252
血小板減少性紫斑病 ……………… 119, 129

さくいん　323

ゲップ(排気) 266, 267, 268
結膜炎 210, 230
鶏卵／鶏卵アレルギー　※卵アレルギー
結核／結核菌 117, 130, 159
結核性髄膜炎 117, 130, 176
結膜母斑 228
解熱剤／解熱鎮痛薬 178, 184, 259
コアラ抱っこ 255
後遺症 40, 87, 117, 118, 125, 132, 140, 176, 212
抗ウイルス薬 136, 160, 192, 212, 216
高血圧(症) 26, 36, 65, 168
抗菌薬(抗生物質) 160, 163, 164, 168, 170, 174, 190, 307
抗体 88, 90, 94, 101, 120, 122, 142, 158, 173, 206, 211, 217
抗体価 92, 94, 103, 129, 208, 212
抗体(価)検査 ... 102, 135, 142, 206, 208, 214
抗体保有率 100
喉頭軟化症 264
肛門周囲膿瘍 243
誤嚥／誤嚥性肺炎 263, 264
股関節脱臼 145, 255
呼吸困難 73, 84, 97, 127, 130, 174
呼吸数 263
国際コンセンサス勧告 48
黒子／ほくろ 228, 250
国立感染症研究所(NIID) 105, 141
国立成育医療研究センター 79, 80, 153, 169
骨粗鬆症 36, 65, 200

コッホ現象 131
コプリック斑 132, 217
コホート研究(前向き研究) 26, 108
小麦／小麦アレルギー ... 72, 82, 84, 293
コリック／乳児疝痛／黄昏泣き 278
コロナウイルス 158, 160
根拠に基づく医療(EBM) 31, 34
混合栄養 36, 40, 43, 48, 50

さ行

サーカディアンリズム 279
サーモンパッチ 246
細菌 ... 36, 94, 159, 160, 163, 168, 173, 176, 204, 226, 230, 237, 243, 259, 281, 307
細菌性髄膜炎／化膿性髄膜炎 ... 116, 117, 118, 162, 165, 170, 176
臍帯／臍の緒 220, 237
サイトメガロウイルス(CMV)／CMV感染症 205, 212, 218
臍肉芽腫 237
臍ヘルニア／でべそ 237
逆さまつげ／睫毛内反 230
サプリメント(栄養補助食品) ... 33, 43, 48, 194, 198, 200, 293
三次感染 100
三種混合ワクチン 115, 125, 142
三た論法 24
産道感染 204
産瘤 222
C型肝炎／C型肝炎ウイルス(HCV) ... 205, 207, 218

耳音響放射(OAE)検査	224
紫外線／紫外線療法	46, 282, 288
ジカウイルス／ジカウイルス感染症(ジカ熱)	205, 215
歯科検診	300
刺激性下剤	275
耳垢／みみあか	177, 226
耳垂裂	225, 227
脂腺母斑	249
持続感染	89, 120, 206, 207
ジフテリア(菌)／ジフテリアワクチン	124
自閉症	103
しゃっくり／吃逆	268
斜頭症	146, 148, 151, 153
集団感染	101, 121, 133
集団免疫	88, 90, 100, 102, 126, 129, 134
重症化予防・防止	88, 104, 216
小陰茎	240
上気道炎	156, 172
上行性感染	204
常在菌	116, 118, 161, 168, 211, 232
上唇小帯	233, 236
上皮真珠	232
小児科医	43, 86, 151, 229, 247, 294, 300
小児肺炎球菌ワクチン	112, 114, 118, 142
小児麻痺	127
初回接種	113
食物アレルギー	46, 72, 74, 78, 82, 293
初乳	38
耳瘻孔	226, 227
脂漏性湿疹	56
白目	228, 245
新型インフルエンザ	101
神経線維腫症	249
尋常性白斑	250
新生児	124, 142, 150, 228, 263, 265, 277
新生児挫創	56
新生児単純ヘルペスウイルス感染症	211
新生児聴覚スクリーニング	224
新生児マススクリーニング	239
迅速検査	161, 166
診断陰性例コントロール試験(test-negative case-control design)	108
診療指針／ガイドライン	30, 40, 74, 76
水銀	200, 202
吸いダコ	234
水痘(みずぼうそう)	136, 159, 192, 216
水痘・帯状疱疹ウイルス	136, 205, 216
水痘ワクチン	89, 114, 136, 192, 194, 218
睡眠時間	53, 277, 280
睡眠習慣／睡眠リズム	278
髄膜炎	87, 117, 164, 176, 211, 242, 259
頭蓋骨(とうがいこつ)／頭蓋骨縫合(線)	149, 222, 223
スキンケア／皮膚のケア	60, 63, 81, 82, 270
スキンタグ	242
頭血腫(とうけっしゅ)	222
スタージ・ウェーバー(Sturge-Weber)症候群	247
スタール耳	225, 227
ステロイド	64, 129, 185, 193
ステロイド外用剤	62, 64, 66, 70, 80, 82,

185, 189, 193, 241, 243, 281, 285, 303
ステロイドホルモン 65
スプーンネイル／爪の反り返り 253
スポットビジョンスクリーナー 229
スポンジ圧迫法（圧迫固定法） 238
性感染症 190, 210
性器クラミジア感染症 190, 210, 218
性交渉 120, 207, 210, 211, 215
青色母斑 248
成人T細胞白血病（ATL） 209
精巣炎（睾丸炎） 138
声帯外転障害 264
生理的脱毛 223
世界保健機関（WHO） 74, 87, 92, 100, 101, 120, 124, 130, 133, 135, 142, 207, 300
セカンドオピニオン 86
積極的体位変換法 152
舌小帯／舌小帯短縮症 233
接触感染 120, 122, 124, 127, 132, 134, 136, 138, 159, 204, 208, 211, 212, 215-217
接触皮膚炎 64
絶壁頭 146
先天性サイトメガロウイルス（CMV）感染症 212, 224
先天性歯 235
先天性ジカウイルス感染症 215
先天性色素性母斑 250
先天性水痘症候群 216
先天性内反足 254
先天性難聴 224
先天性トキソプラズマ症 213

先天性梅毒 208
先天性皮膚洞／毛巣洞 242
先天性鼻涙管閉塞症 230
先天性風疹症候群（CRS） 102, 134, 208, 217
先天緑内障 230
喘鳴 175, 189, 263
添い寝・添い乳 145, 151, 301
粟粒結核 130
卒乳 300, 302

た行

対症療法 123, 128, 132, 134, 138
胎児 49, 75, 102, 183, 184, 198, 200, 202, 205, 206-217, 219, 220, 279
胎児水腫 215
胎児性アルコール症候群（FAS）／胎児性アルコール・スペクトラム障害（FASD） 203
帯状疱疹 136
大泉門 222
大腸刺激性下剤 186
胎内感染／胎盤感染 204
胎便 272
黄昏泣き／コリック／乳児疝痛 278
立ち耳（カップ耳） 225, 227
脱色素性母斑 249
卵／卵アレルギー 72, 74, 76, 79, 80, 293
単純性粃糠疹／はたけ 250
単純ヘルペスウイルス感染症 211, 218
単純ヘルペスウイルス1型／2型 211
短頭症 146, 148, 153

326

胆道閉鎖症	245, 272
断乳	300, 302
タンパク質	38, 62, 76, 198, 200, 202, 293
致命率	117, 118, 123, 125, 127, 128, 140
チメロサール	103
チャイルドシート(ベビーシート)	290
茶のしずく石鹸	84
注意欠陥・多動性障害(ADHD)	203
(急性)中耳炎	36, 116, 177, 307
中蔓延国	130
超音波(エコー)検査	179, 219, 220
腸回転異常症	267
腸重積症	113, 119, 123, 272
聴性脳幹反応(ABR)検査	224
長頭症	146, 149
腸内細菌叢(フローラ)	168, 186, 272, 275
貯蔵鉄	42
追視	228
定期接種	92, 94, 102, 106, 117, 118, 121, 123, 125, 132, 134, 137, 139, 140, 142
低出生体重(児)	146, 199, 201, 203, 212, 239
停留精巣	239
低蔓延国	130
鉄／鉄分／鉄剤／鉄欠乏性貧血	42, 194, 199, 202, 253, 293
デング熱	101
頭蓋骨／頭蓋骨縫合	149, 222, 223
頭蓋縫合早期癒合症(狭頭症)	149, 151
糖尿病	36, 49, 65, 168
同時接種	96, 98, 112
トキソイド	94
トキソプラズマ(症)	205, 213, 218
特異的抗体	79, 84
毒性	88, 94, 97
ドコサヘキサエン酸(DHA)	37, 38, 202
突発性発疹症	178

な行

内眼角贅皮	229
内斜視	229
ナチュラルチーズ	214, 218
夏風邪	117, 178
生ワクチン	94, 97, 194, 216
難聴	97, 117, 134, 138, 208, 212, 224
二次感染	100, 116, 162
二種混合ワクチン	115, 125, 142
日光浴	46, 48, 282, 288, 293
二分脊椎症	198, 242
日本小児科学会	40, 137, 141
日本脳炎ウイルス	125, 140
日本脳炎抗体保有率	141
日本脳炎ワクチン	114, 140
日本母乳の会	51
入院防止効果	88, 104
乳がん	36, 49, 219
乳歯	233, 235
乳児寄生菌性紅斑(カンジダ皮膚炎)	232, 244
乳児湿疹	56, 270
乳児疝痛／コリック／黄昏泣き	278

さくいん 327

乳糖	38, 273, 301
(二次性)乳糖不耐症	273
乳糖分解酵素／乳糖除去ミルク	274
乳幼児突然死症候群(SIDS)	36, 98, 148
入浴／お風呂	60, 82, 226, 260, 292
尿／おしっこ	179, 213, 243, 276
尿酸塩	276
尿路感染症	179
任意接種	94, 112, 123, 129, 138
妊娠高血圧症候群	200
妊婦健康診査(妊婦健診)	204, 211, 218
寝癖	144
脳炎・脳症	97, 103, 104, 119, 122, 125, 129, 132, 134, 136, 140, 165, 179, 212, 216, 259
ノロウイルス	159, 273

は行

肺炎	104, 116, 118, 132, 158, 161, 172, 216
肺炎球菌	87, 117, 118, 161, 167, 176
肺炎球菌ワクチン	87, 95, 98
梅毒／梅毒トレポネーマ	205, 207, 218
麦粒腫(ばくりゅうしゅ)	251
麦芽糖	275
白色瞳孔	229
白内障	102, 134, 208
破傷風／破傷風菌	126
発育曲線	50
発育性股関節形成不全	255
発症率	37, 62, 75, 76, 79, 106, 141
発達／発達障害	37, 42, 117, 134, 148, 198, 203, 208, 212, 250

発熱	96, 164, 176-179, 184, 258, 259
鼻水／鼻づまり／鼻呼吸	157, 158, 162, 172, 177-179, 188, 261, 263
歯並び	234, 236, 302
歯磨き／歯ブラシ	298
B型肝炎(HB)／B型肝炎ウイルス(HBV)	89, 120, 205, 206, 218
B型肝炎ワクチン	89, 112, 120, 142, 206
B群溶血性レンサ球菌感染症	211, 218
BCG	112, 114, 130
非加熱肉	213, 214, 218
肥厚性幽門狭窄症	267
非ステロイド系外用剤	64, 243, 281
ヒブ(Hib)ワクチン	98, 116, 142
ビタミンA	194, 199, 201
ビタミンK(欠乏性出血症)	40, 272
ビタミンD／ビタミンD欠乏(不足)	44, 46, 200, 254, 282, 289, 293
ヒトT細胞白血病ウイルス1型(HTLV-1)	205, 209
ヒト免疫不全ウイルス(HIV)	205, 209, 218
ヒトパピローマウイルス(HPV)ワクチン	89, 115
ヒトパルボウイルスB19	205, 215, 218
ヒトヘルペスウイルス6型／7型	125, 178
ヒトメタニューモウイルス	161, 166
鼻副鼻腔炎	171
皮膚のバリア機能	58, 60, 62, 78, 82, 285
皮膚翻転	241
飛沫感染	124, 126, 132, 134, 138, 158,

159, 163, 204, 208, 215, 217
日焼け止め ……………… 46, 282, 288
百日咳／百日咳菌 …… 115, 124, 142, 159
病原体 … 36, 88, 90, 94, 97, 101, 157, 158, 160, 163, 172, 177, 204, 217, 259, 307
標準体重／平均体重 ……………… 50
標準的な医療 ……………… 31, 64
ヒルシュスプルング病 ……………… 274
昼寝 ……………… 277, 280
ピーナッツ(バター)／ピーナッツアレルギー … 73, 74, 76, 79, 84
風しん／風しんウイルス … 92, 102, 125, 134, 137, 142, 159, 205, 208, 217, 218
風しん排除状態 ……………… 102, 135, 142
風しんワクチン ……………… 92, 102
ブースター効果 ……………… 142
フィラグリン(遺伝子) ……………… 58, 62
不活化ワクチン ……………… 97, 103
不活化ポリオワクチン ……………… 115, 128
副作用 ……………… 22, 25, 64, 97
副耳 ……………… 225, 227
副乳 ……………… 245
副反応 … 86, 96, 99, 106, 113, 117, 119, 121, 126, 129, 131, 135, 137, 139-141
副鼻腔炎 ……………… 171
服薬ゼリー ……………… 305
不顕性感染 ……………… 207, 209, 210
不正咬合 ……………… 236
プラセボ(偽薬)／プラセボ効果 …… 26, 32
プロアクティブ(Proactive)療法 …… 66
糞口感染 ……………… 122, 127

噴水状嘔吐 ……………… 267
米国疾病予防管理センター(CDC) … 104, 125, 135
米国小児科学会 ……………… 43, 74, 76
βブロッカー内服治療 ……………… 247
ベビーディー(BabyD®) ……………… 48
ベビーバス ……………… 292
ベビーフード ……………… 295, 296
ヘルニア門 ……………… 237
ヘルメット療法 ……………… 151, 152
便秘 … 36, 186, 242, 266, 267, 272, 274
扁平母斑 ……………… 249
包茎／真性包茎／仮性包茎 ……………… 240
ポートワイン母斑 ……………… 247
保菌 ……………… 116, 118, 161, 169, 211
歩行異常／歩行開始 ……………… 44
保湿剤 … 60, 68, 80, 82, 241, 243, 283, 285
母子感染 ……………… 120, 204, 219
母子健康手帳 …… 46, 50, 272, 288
哺乳量／哺乳回数 …… 50, 53, 273
母乳／母乳栄養／母乳の利点／母乳率 …… 36, 38, 40-53, 56, 245, 300
母乳感染 ……………… 204, 210
母斑／あざ ……………… 246
母斑細胞母斑 ……………… 250
ポリオ／ポリオウイルス … 100, 117, 127, 176
ポリオ根絶(宣言) ……………… 101, 128
ポリオワクチン ……………… 89, 128
ホルモン … 56, 186, 239-241, 245, 251, 279

ま行

マイコプラズマ（肺炎） 161, 169, 172, 307
埋没陰茎 240
埋没耳 225, 227
前橋レポート 106
前向き研究（コホート研究） 26, 108
巻き爪（まきづめ） 253
マクロライド系抗菌薬 169, 190, 210
麻しん（はしか）／麻しんウイルス 92, 97, 100, 132, 142, 159, 205, 217, 218
麻しん排除状態 92, 100, 133, 142
麻しん（はしか）ワクチン 92, 104, 132, 217
麻しん・風しん混合（MR）ワクチン 89, 102, 112, 114, 119, 132, 134, 142, 194, 217, 218
麻しん・おたふくかぜ・風しん混合（MMR）ワクチン 103, 139
三日はしか 102, 134
耳抜き 290
脈絡叢 228
ミュータンスレンサ球菌 301
見張りイボ 242
民間療法 34, 70
向き癖 144, 146, 148, 150, 226, 255
虫刺され／虫刺症 281
むし歯／う歯 300
ムンプスウイルス 92, 117, 138, 176
明暗環境 279
メタボリック症候群 36, 168
免疫 86, 88, 90, 96, 99, 100, 109, 122, 124, 141, 142, 156, 158, 162, 168, 173, 178, 216
（経口）免疫寛容 77, 83
免疫不全（状態） 103, 142, 209
免疫力 22, 25, 88, 122, 136, 209, 211
綿棒浣腸 274
蒙古斑 248
沐浴 60, 82, 292
森下仁丹 48

や行

夜間授乳 300
薬剤耐性菌 169
湯温 60
有効率（抗体陽転率） 92, 104, 139
遊走精巣／移動性精巣 240
輸入感染／輸入例 100, 129, 134
指しゃぶり 236, 302
葉酸 194, 198
腰椎穿刺 87, 117, 177
溶連菌 161, 165, 172, 307
横抱き 145, 151, 255, 298
夜泣き 277
予防医療 87, 88
予防効果 97, 105, 121, 131, 137
予防接種 86, 88, 95, 96, 98, 112, 119
より目 228
四種混合ワクチン 125, 128, 129

ら行

ライノウイルス 158, 160, 166
ランダム化比較試験（RCT） 26
リアクティブ（Reactive）療法 68
リーメンビューゲル 256

リガ・フェーデ(Riga-Fede)病 ･･････････ 235
リステリア菌／リステリア食中毒 ････ 205, 214, 218
離乳食(補完食) ････ 43, 46, 48, 72, 74, 76, 80, 82, 233, 273, 280, 293, 296, 298, 305
リンゴ病(伝染性紅斑) ･･････････････ 215, 218
リンパ濾胞増殖症 ･･･････････････････････ 272
レーザー治療 ･････････････････････････ 246-252
ロタウイルス／ロタウイルスワクチン ･･ 95, 112, 119, 122, 142, 159, 272, 273
論文 ･･････････････････ 26-30, 42, 74, 103, 108

わ行

ワクチン ･･･････････ 88, 96, 98, 102, 124, 136
ワクチン株 ･･･････････････････････････････････ 105
ワクチン接種率 ･････････････････････････ 90, 142
ワクチン同時接種 ･･････ 96, 98, 103, 112-115
ワンフィンガー・ティップ・ユニット (1FTU) ･･･････････････････････････････････ 67

A

ABR(聴性脳幹反応)検査 ･･･････････････ 224
ADHD(注意欠陥・多動性障害) ･････ 203
AHS japan ･･･････････････････････････････ 153
ATL(成人T細胞白血病) ････････････････ 209

B

BabyD® ･････････････････････････････････････ 48
B型肝炎ワクチン ････ 89, 112, 120, 142, 206
B群溶血性レンサ球菌感染症 ･･･ 211, 218
BCG ･････････････････････････････ 112, 114, 130

C

CDC ･････････････････････････････ 104, 125, 135
CMV(サイトメガロウイルス) ･･･････････ 212
CRS(先天性風疹症候群) ･････ 102, 134, 208

E

EBM(根拠に基づく医療) ････････････ 31, 34

F

FAS(胎児性アルコール症候群)／FASD(胎児性アルコール・スペクトラム障害) ････ 203

G

GBS(B群溶血性レンサ球菌)感染症 ･･･ 211

H

HCV抗体／HCV-RNA ･････････････････ 207
HB(B型肝炎)／HBV(B型肝炎ウイルス) ･････････････････････ 89, 120, 205, 206, 218

さくいん

HBグロブリン	206
HBe抗原／HBs抗原	206
HHV-6/7	125, 178
Hib(ヒブ)	87, 116, 118, 161, 167, 176
Hib(ヒブ)ワクチン	98, 116, 142
HIV	205, 209, 218
HPVワクチン	89, 115
HTLV-1	205, 209
HTLV-1関連脊髄症(HAM)	209

I

| ＩＦ(インパクトファクター) | 28 |

M

| MMRワクチン | 103, 139 |
| MR(麻しん・風しん混合)ワクチン | 89, 102, 112, 114, 119, 132, 142, 194, 217, 218 |

N

| NIID(国立感染症研究所) | 105, 141 |

O

| OAE(耳音響放射)検査 | 224 |
| Ｏ脚 | 44, 254 |

P

| Proactive(プロアクティブ)療法 | 66 |

R

| Reactive(リアクティブ)療法 | 68 |
| RSウイルス(気管支炎) | 160, 166, 265 |

| RCT(Randomized Controlled Trial) | 26 |

S

SIDS(乳幼児突然死症候群)	36, 98, 148
SSPE(亜急性硬化性全脳炎)	132
Sturge-Weber症候群	247

T

| test-negative case-control design | 108 |

V

| VPD(ワクチンで予防できる病気) | 88 |

W

| WHO(世界保健機関) | 74, 87, 92, 100, 101, 120, 124, 130, 133, 135, 142, 207, 300 |

X

| Ｘ脚 | 254 |

おわりに

　勤務医のときから"ペリネイタルビジット"をやりたいと思っていました。それは、妊娠中や出産直後からぜひ知っておいていただきたい赤ちゃんのための大切な情報が、正しく伝わっていないと感じていたからです。

　開業後、以前から新生児健診を担当していた東京都世田谷区の「杉山産婦人科」で、杉山力一院長先生のご厚意により出産予定のあるお母さんとお父さんに"赤ちゃんの医療に関するトピックス"を中心にお話しする機会をいただいてきました。ちょうど本書の「第1部」にあたる部分で2時間くらいの話になりますが、皆さん熱心に耳を傾けてくださっています。

　クリニックでご両親と話をしていると、医療のどういうところに疑問を感じ、なにが理解しにくいのかがよくわかるようになりました。ご質問にはなるべく詳しく、わかりやすくお答えしようと心がけていますが、外来診療時間の中では限界があります。本書の「第2部」は、そのようなご質問への説明が中心となっています。内容は最新の"科学的根拠(エビデンス)"に基づき、なるべく客観的になるよう努力しましたが、単に"科学的根拠(エビデンス)"を並べるだけではなく、私自身の考えもところどころで述べさせていただいています。それは、日常診療で「先生はどう思いますか？」と私の意見を求められることも多いからです。そんなときは"かかりつけ医"として役に立っているのだと感じるときでもあります。

　皆さんの"かかりつけ医"の先生は、もしかしたら本書の内容とは異なった考えをおもちかもしれません。また、本書で書かれていることも、数年後には間違ったものになっているかもしれません。そのくらい医療の進歩は速いのです。本書で得た情報や知識をもとに"かかりつけ医"の先生と話をしてみてください。本書が"かかりつけ医"の先生との話のきっかけになれば、本書の存在価値は十分にあると思っています。

　最後に、個性的ですてきなイラストを描いていただいた桂 早眞花さん、私のまとまりのない原稿を本という形に仕上げていただいたライター

の若林邦秀さんに深謝いたします。また、編集制作面でお世話になりました株式会社PHPエディターズ・グループの伊藤香子さんに、心より御礼申し上げます。

　本書の刊行にあたり、「発刊によせて」や「推薦の辞」の寄稿、内容に対する校閲や助言、本文やコラムの寄稿など、多くの先生方にお力添えをいただきました。深く御礼申し上げます。

本書作成にお力添えをいただいた先生方（敬称略）
島田療育センター 院長　木実谷 哲史
南平台緒方クリニック 院長　緒方 寿夫（元慶應義塾大学医学部 形成外科准教授）
よよぎ女性診療所 所長　中村 浩（元東京医大八王子医療センター 産婦人科部長）
いわつき小児科クリニック 院長　戸塚 隆太（元新座志木中央総合病院 小児科部長）
牛尾医院 院長　牛尾 方信（元東京医大八王子医療センター 小児科診療科長）
前川小児科クリニック 院長　近藤 敦（元亀田総合病院 新生児科医長）
聖路加国際病院 小児科医長　草川 功
聖路加国際病院 小児科副医長　平田 倫生
日本赤十字社医療センター 周産母子・小児センター長　土屋 恵司
日本赤十字社医療センター 小児科副部長　大石 芳久
東邦大学医学部新生児学講座 主任教授　与田 仁志
東邦大学医学部新生児学講座 医局長　水書 教雄
東京医科大学小児科思春期科学分野 主任教授　河島 尚志
東京医科大学小児科思春期科学分野 准教授　山中 岳
東京医科大学小児科思春期科学分野 医局長　長尾 竜兵
東京医科大学小児科思春期科学分野 NICU病棟医長　菅波 佑介
東京医科大学小児科思春期科学分野 病棟副医長　三浦 太郎
杉山産婦人科 看護師　金子 奈央
東京医科大学 NICU 看護師　堀江 保子
昭和女子大学大学院 生活機構研究科 管理栄養士　近藤 渚

〈著者略歴〉

高見　剛（たかみ　たけし）

東京都出身　医学博士

東京医科大学卒業。日本赤十字社医療センター 新生児科、東京女子医科大学 循環器小児科で臨床研修。北里研究所（現北里生命科学研究所）でのウイルス基礎研究により学位取得。東京医科大学 小児科・思春期科 NICU（新生児集中治療室）講師を経て、代々木上原こどもクリニック院長。

資格

日本小児科学会 小児科専門医
日本周産期・新生児医学会 周産期(新生児)専門医

所属

医療法人社団U＆I 代々木上原こどもクリニック 理事長・院長
東京医科大学 小児科・思春期科 客員教授
東邦大学 新生児学講座 非常勤講師

経歴

日本小児科学会 代議員
日本周産期・新生児医学会 評議員
日本新生児成育医学会 評議員

業績

〈分担執筆〉
『ステップアップ 新生児循環管理』(メディカ出版、2016年)
『よくみる小児疾患100 ―ベテランに学ぶ初期対応と処方の実際―』(総合医学社、2015年)
『NICUマニュアル』第5版（金原出版、2014年）
『周産期医学 周産期の画像診断』第2版（東京医学社、2013年）他

〈筆頭著者として掲載された英文雑誌〉
小児科学："The Journal of Pediatrics""Pediatric Research"
周産期・新生児学："Journal of Perinatology""American Journal of Perinatology"
感染症・ウイルス学："Journal of Hospital Infection""Journal of Clinical Virology"
心臓・循環器学："Pediatric Cardiology""Circulation Journal" 他

〈利益相反〉
著者である高見剛は、特定の企業、団体との間に利益相反に該当する案件はありません。

赤ちゃんのために知っておきたいこと
ペリネイタルビジット

2019年11月28日　第1版第1刷発行
2024年7月16日　第1版第3刷発行

著　者　　高　見　　　剛
発　行　　株式会社PHPエディターズ・グループ
　　　　　〒135-0061
　　　　　東京都江東区豊洲5-6-52
　　　　　☎03-6204-2931
　　　　　http://www.peg.co.jp/

印刷所
製本所　　シナノ印刷株式会社

Ⓒ Takeshi Takami 2019 Printed in Japan　　ISBN978-4-909417-09-1
※本書の無断複製（コピー・スキャン・デジタル化等）は著作権法で認められた場合を除き、禁じられています。また、本書を代行業者等に依頼してスキャンやデジタル化することは、いかなる場合でも認められておりません。
※落丁・乱丁本の場合は、お取り替えいたします。